え？　これが私？　こんなにオバさんなの？

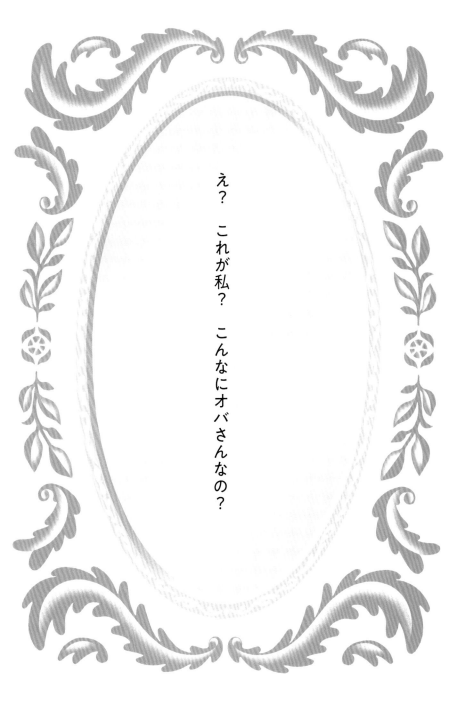

友達と撮った動画や、
ショーウィンドウに映った自分の姿を見て、
ショックを受けてしまったことはありませんか？

「背中が丸くて老けて見える」
「立ち居振る舞いに品がない」
「私って、本当は周りからこんな風に見えているんだ……」

ファッションやヘアメイクに気を使い、
ダイエットで体重をコントロールして、
スキンケアもいろいろ試しているのに、
なぜか思うようにきれいになれない。

頑張っている方ほど、こうした悩みに直面することは多いかもしれません。

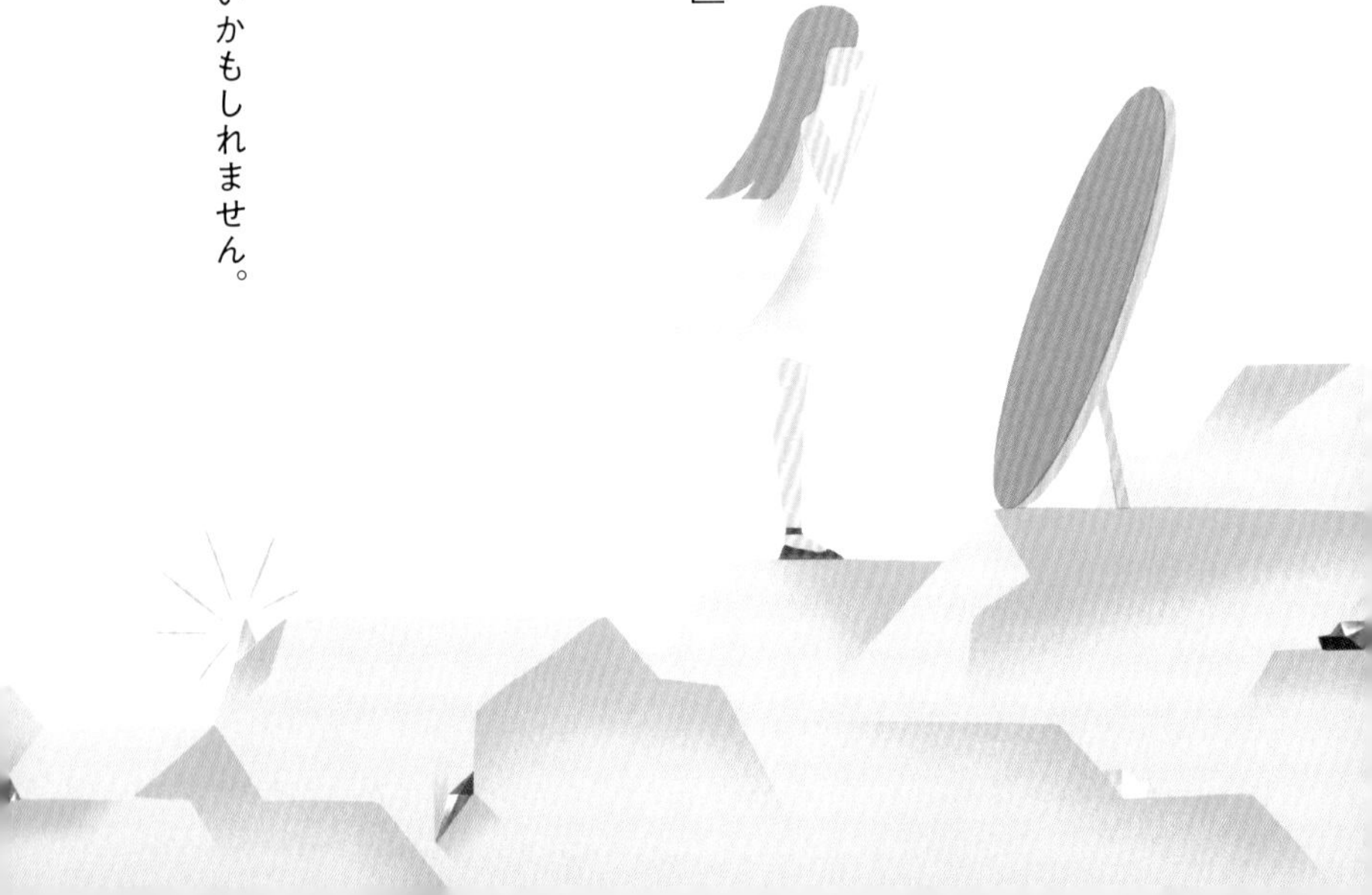

あるいは、
年齢を重ねるなかでしだいに自信を失っていったり、
SNSの世界の「美の基準」に当てはまらないことに落ち込んだりして、
きれいになることを諦めかけてしまうことも……。

「◯歳になって、今さらきれいになるなんて無理」
「きれいな人と私は、元から違う」
「だから、どんなに頑張ってもきれいにはなれない」

こんな風に、きれいになりたい気持ちに自ら蓋をしている方も、
実は多いようです。

ですが、きれいになることを諦める必要はないと、
私は断言できます。

あなたの中には必ず、
あなただけの「美」が備わっています。
その「美」の磨き方を、あなたはまだ知らないだけなのです。

あなただけに限らず、多くの人は磨かれる前の原石のように
本来持っている「美」を出し切れていません。
では、その人だけの色、形、輝き方をする「美」を磨くには、
どうすればいいのでしょうか？

その答えは、
「カラダの使い方」にあります。

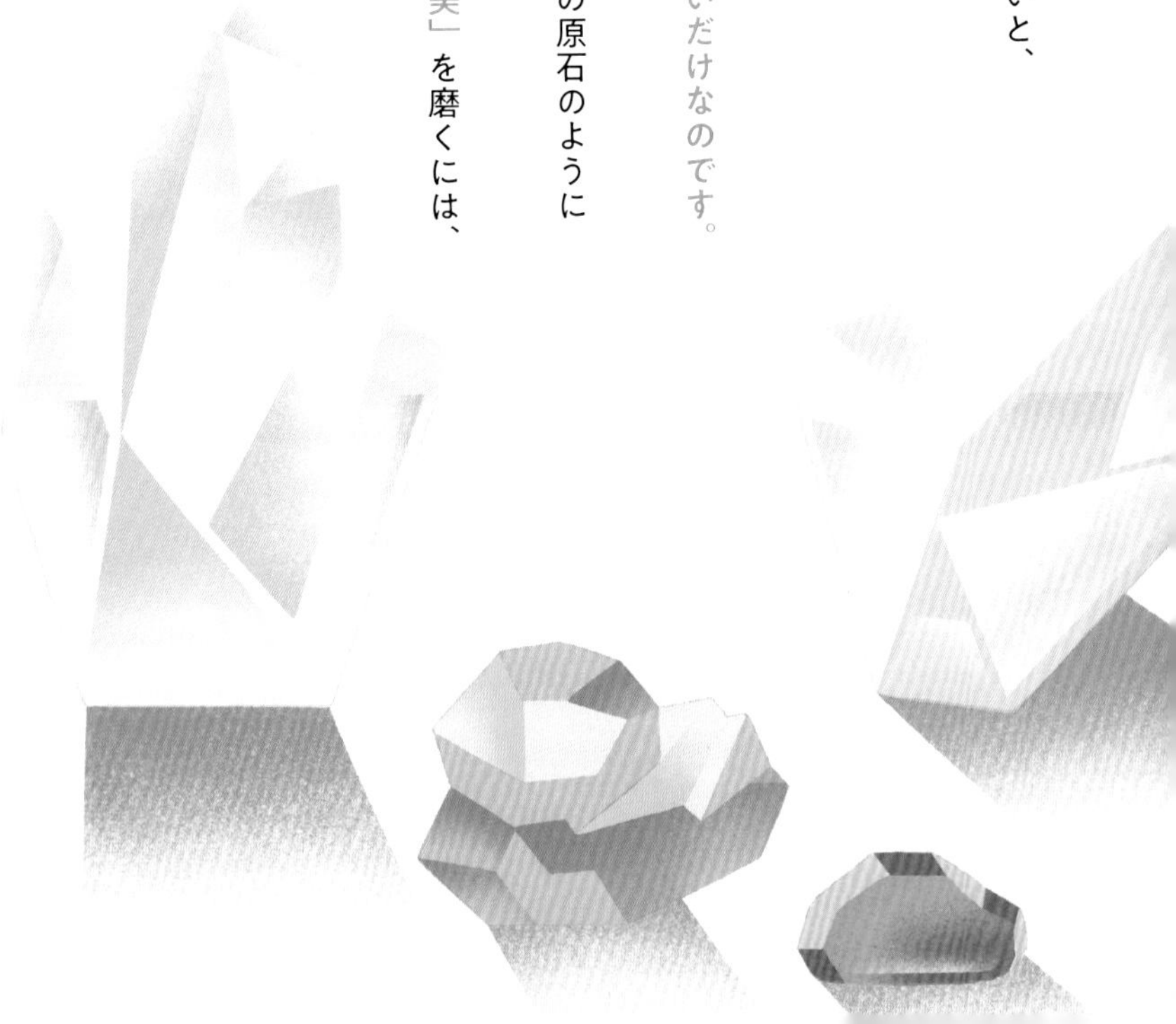

次のページをご覧ください。

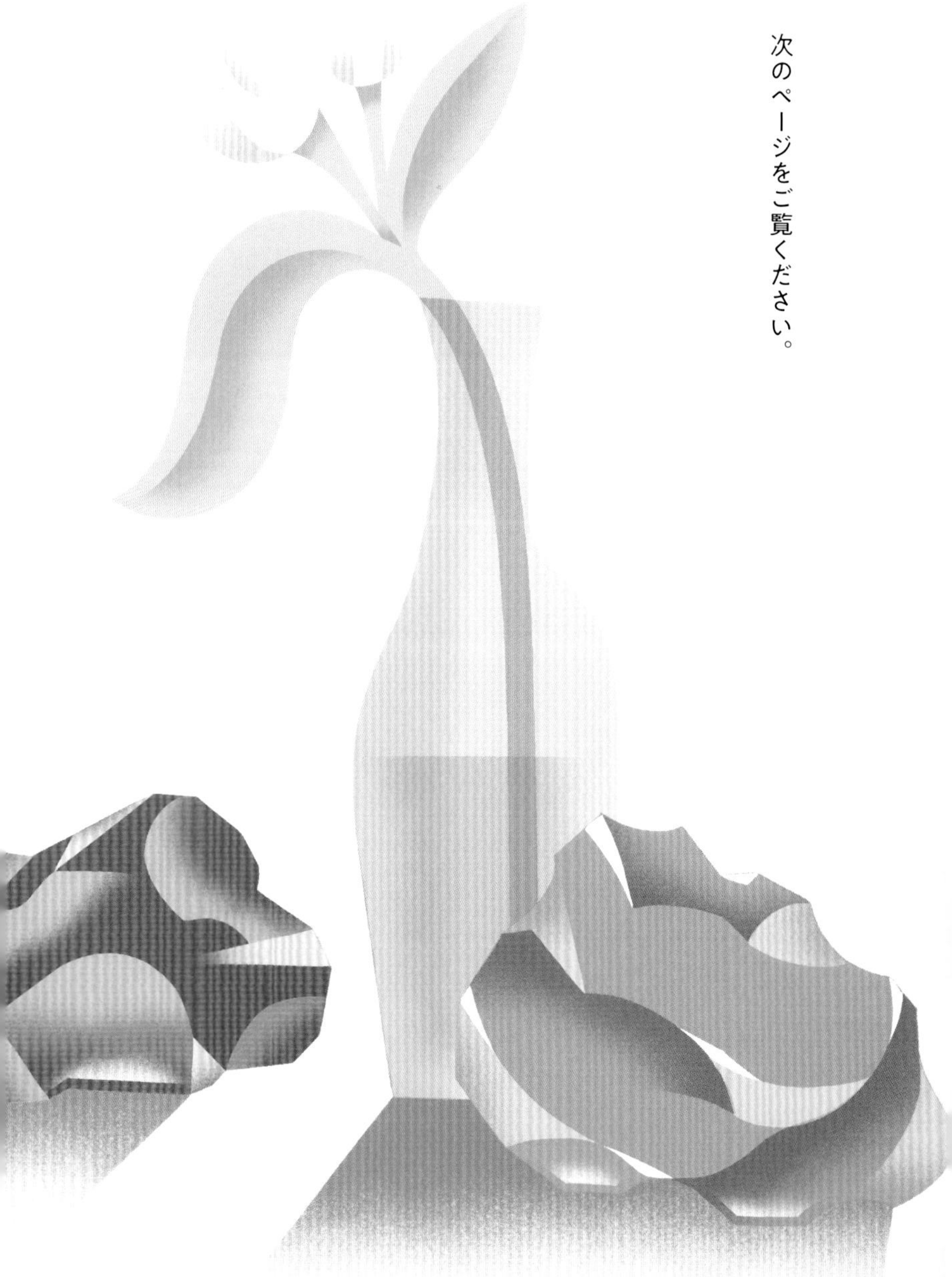

間違ったカラダの使い方

Whole Body _ Bad

- 老けて見える
- 自信がなさそう
- 代謝が落ちる

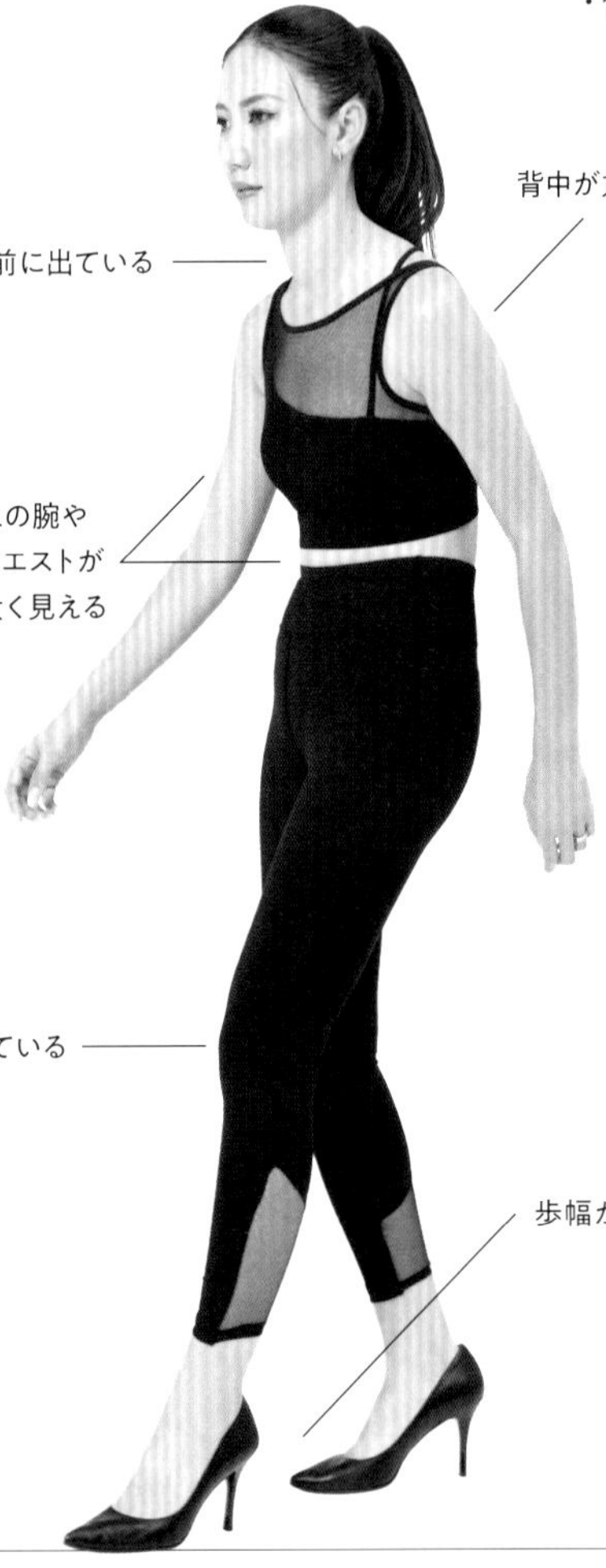
背中が丸くなっている
首が前に出ている
二の腕やウエストが太く見える
膝が曲がっている
歩幅が狭い

正しいカラダの使い方

Whole Body _ Good

・洗練されたエレガントな印象
・自信に満ちたオーラ
・脂肪燃焼効果がある

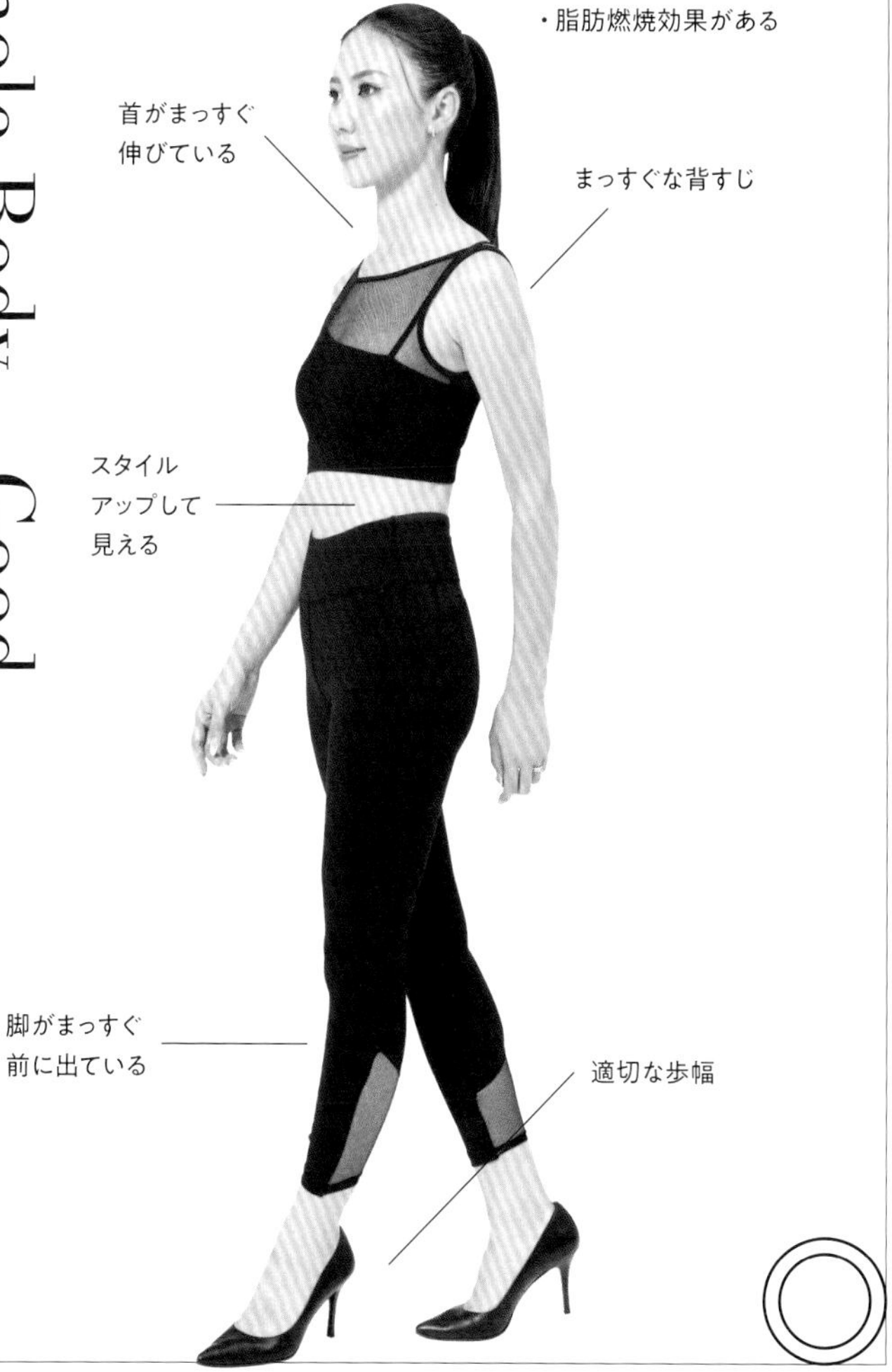

首がまっすぐ
伸びている
まっすぐな背すじ
スタイル
アップして
見える
脚がまっすぐ
前に出ている
適切な歩幅
◎

間違ったカラダの使い方

Upper Body _ Bad

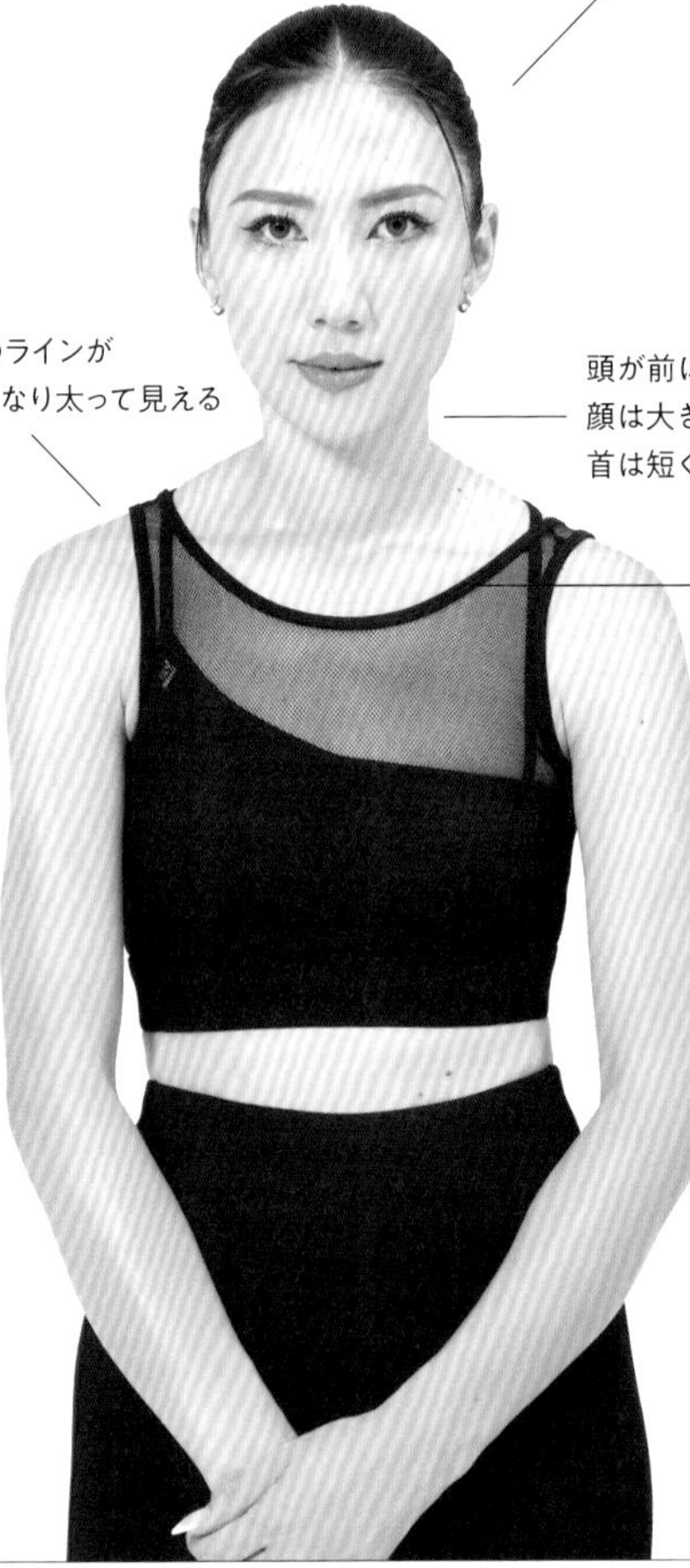
カラダが内側に丸まり、
バストも下がるので老け見えしやすい
肩のラインが
丸くなり太って見える
頭が前に突き出て、
顔は大きく
首は短く見える
服が着崩れ
しやすい
二の腕が
太く見える

正しいカラダの使い方

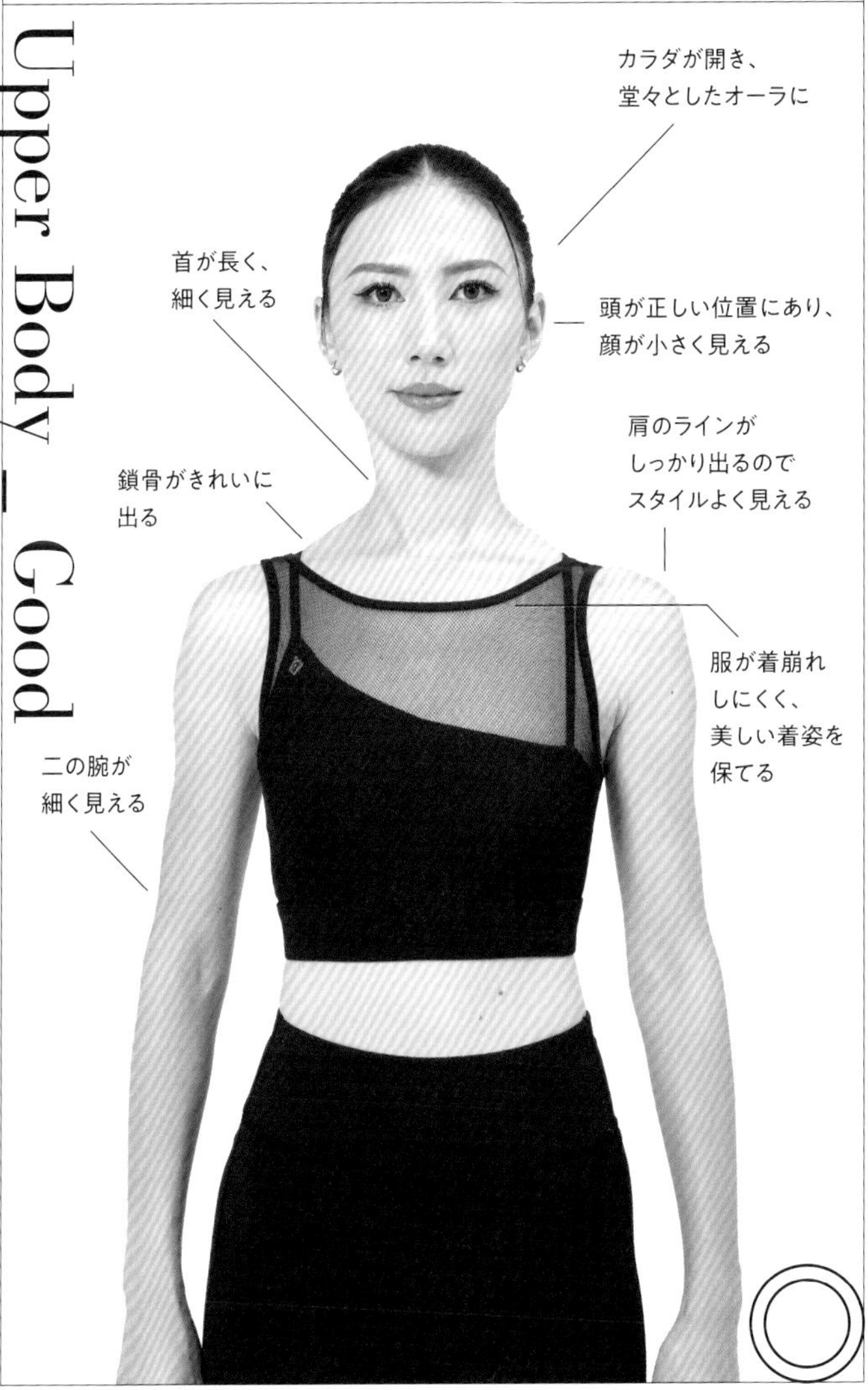
Upper Body _ Good
カラダが開き、
堂々としたオーラに
首が長く、
細く見える
頭が正しい位置にあり、
顔が小さく見える
肩のラインが
しっかり出るので
スタイルよく見える
鎖骨がきれいに
出る
服が着崩れ
しにくく、
美しい着姿を
保てる
二の腕が
細く見える

間違ったカラダの使い方

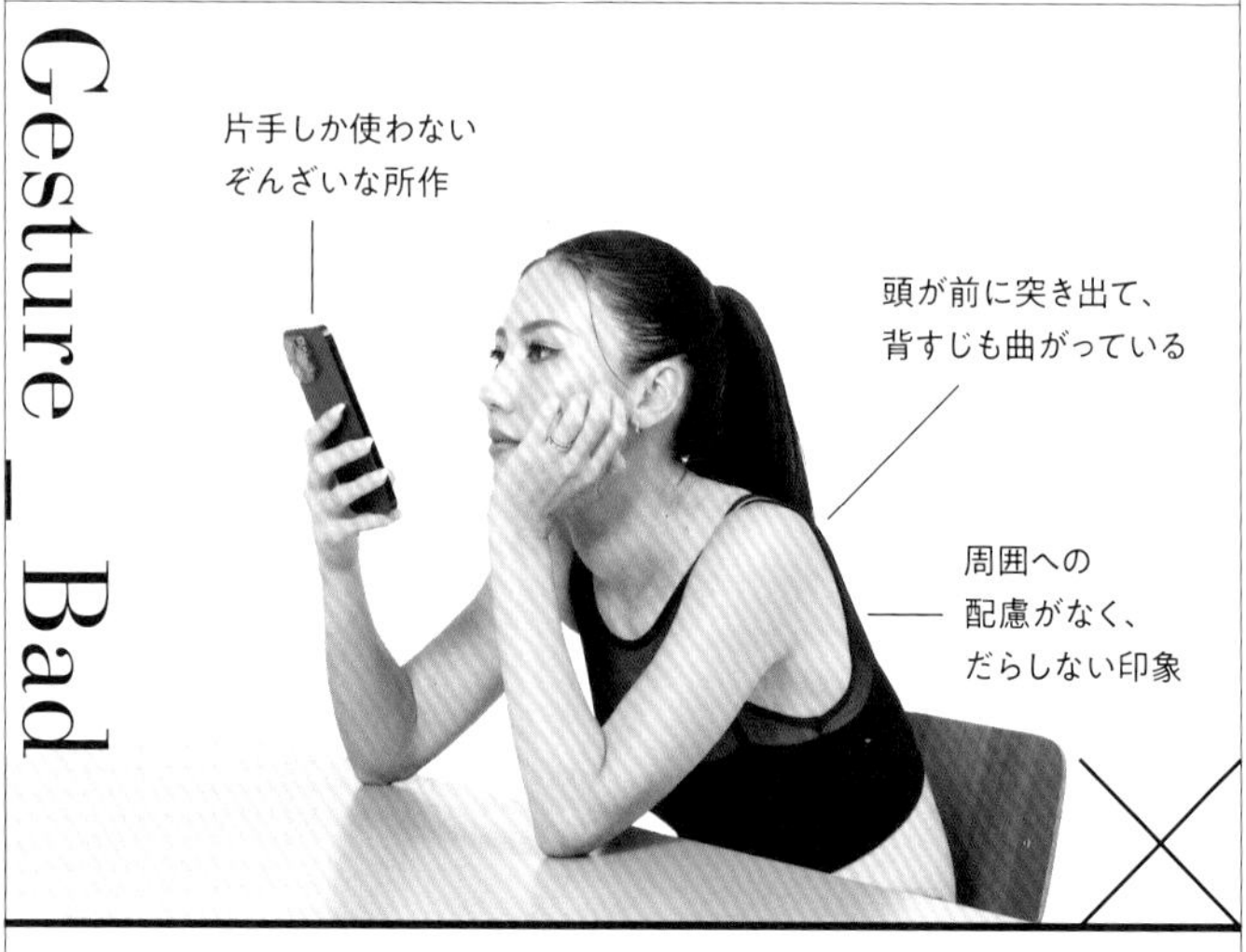
Gesture_Bad
片手しか使わない
ぞんざいな所作
頭が前に突き出て、
背すじも曲がっている
周囲への
配慮がなく、
だらしない印象

正しいカラダの使い方

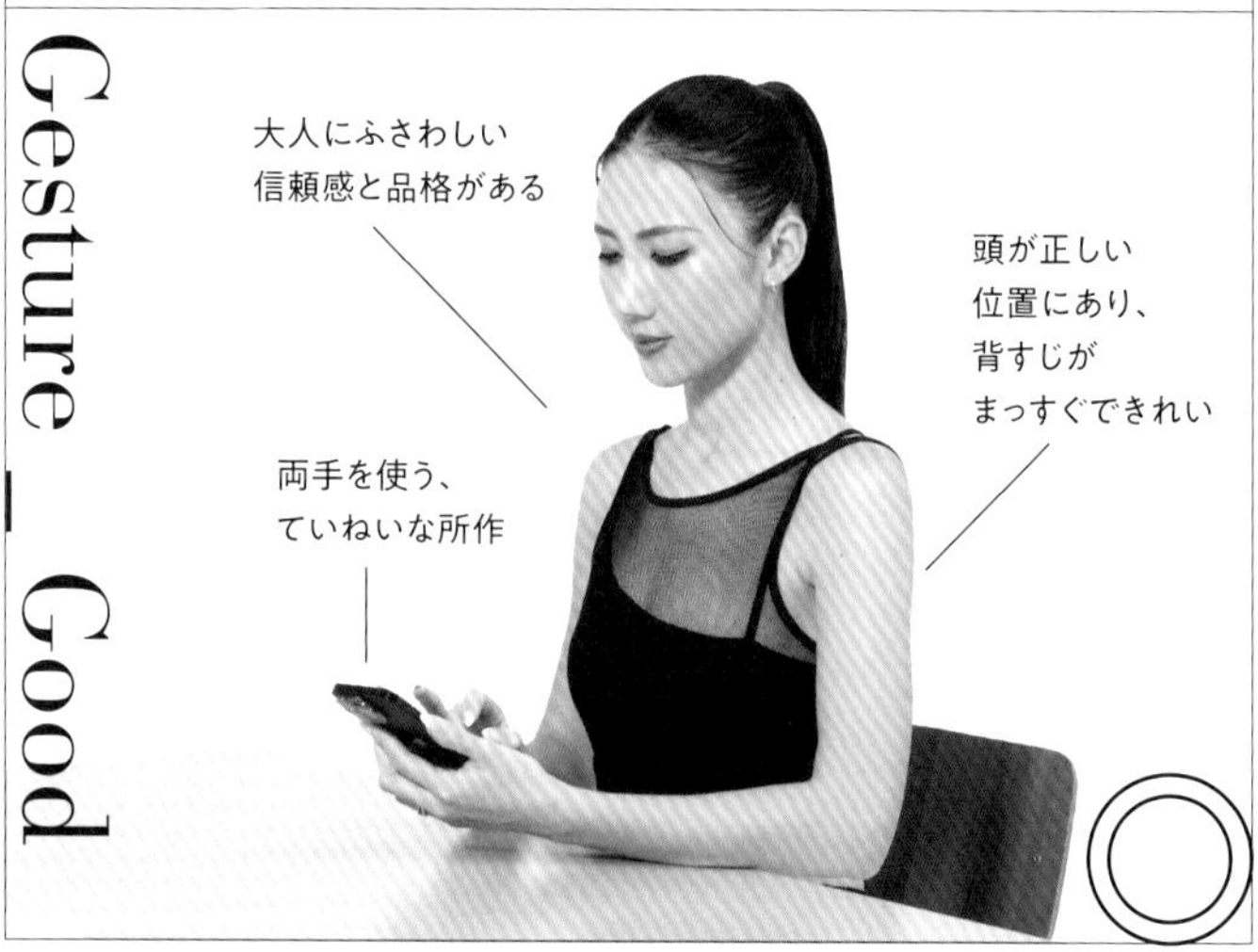
Gesture_Good
大人にふさわしい
信頼感と品格がある
頭が正しい
位置にあり、
背すじが
まっすぐできれい
両手を使う、
ていねいな所作

いかがでしょうか。
同じ顔、同じ体型、同じ服装なのに、印象がまったく違いませんか？
姿勢や振る舞いが変わるだけで、人の見え方はここまで変わるのです。

近年では「ありのままでいい」という言葉がよく聞かれますが、
それは「何もしなくていい」という意味ではないと私は思います。
生まれ持った自分という原石をただ転がしておくだけでは、
やはり輝かせることはできないのです。

人のカラダは本来、素晴らしい宝物です。
その宝物の活かし方を知るだけで、手に入る美があります。
もし、自分の美を見つけられずにいるなら、
ぜひカラダの使い方を知って、実践してみませんか？

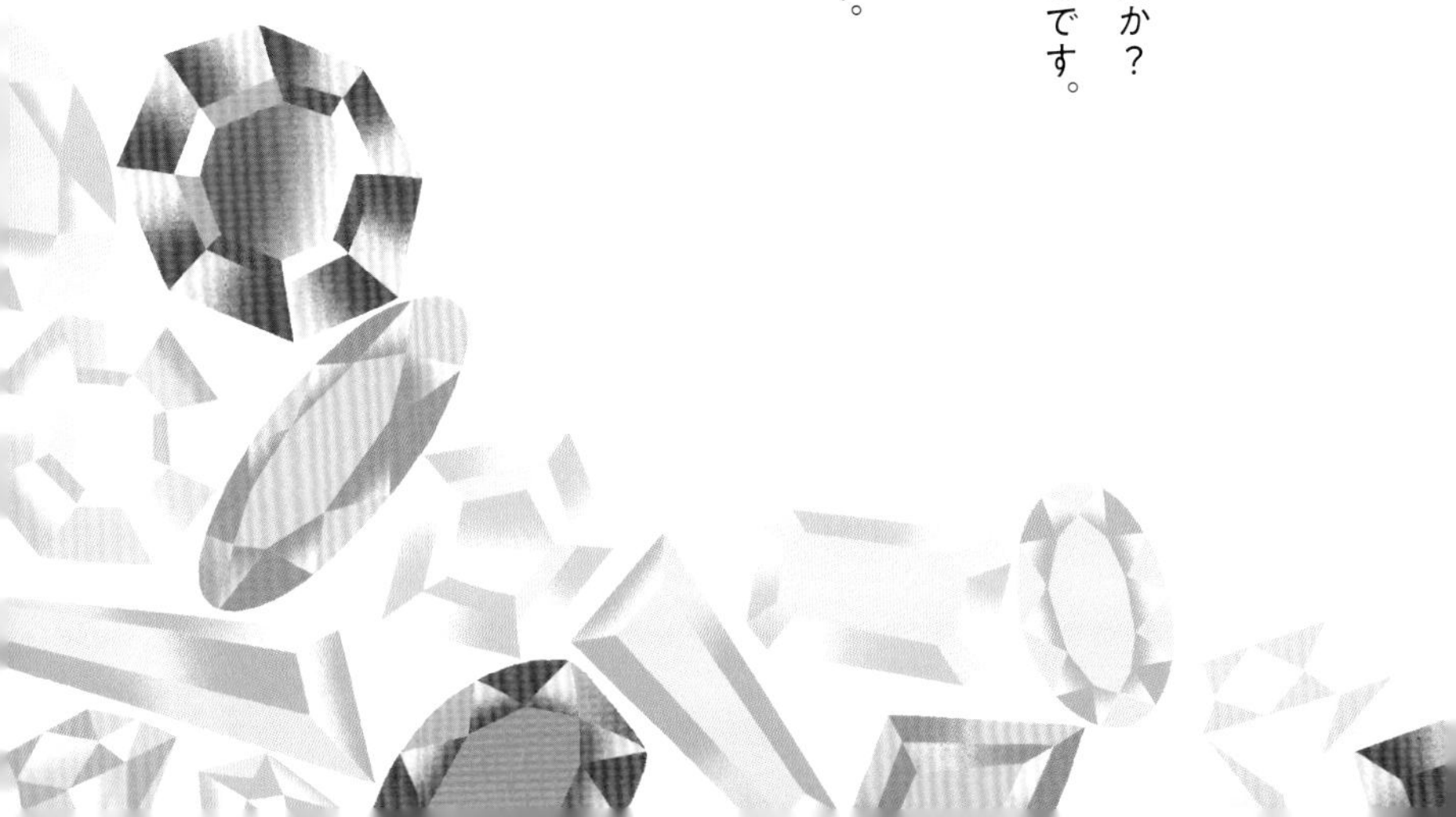

カラダの使い方が変わると、マインドも変わります。
それは、自分を美しく見せられるテクニックを知ることで、
立ち居振る舞いに自信を持てるようになるから。
すると、いつも不安だった心がゆったりと落ち着き、
人間関係や目標に対しても積極的になっていけるのです。

カラダの使い方を学んだ方のひとりは、
「歩き方が変わったら、周囲の人も変わった気がするんです」と
話してくださいました。

背中を丸めて小股で歩くのがクセだった頃は、街なかや駅で人にぶつかられたり、
列で順番を抜かされたりと、ないがしろにされるようなことが多かったのだそう。
ところが、姿勢を正して美しく歩く練習を続けるうちに、
そうしたことがいつの間にかなくなっていたというのです。

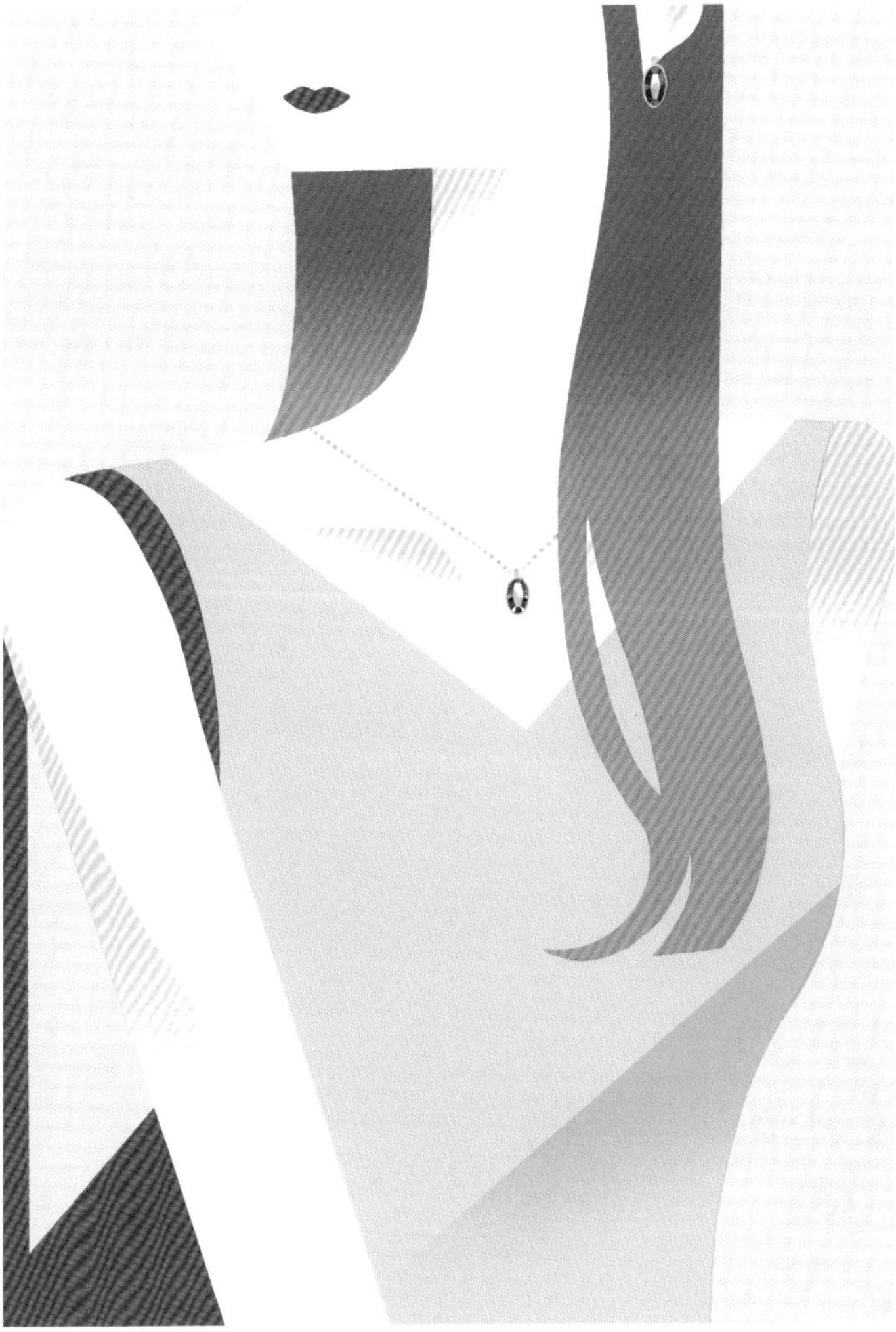

これはおそらく、カラダの使い方を身につけたことによって、
外見だけでなくご本人のオーラまでもが変わったからでしょう。
「自己否定感がなくなって、かわりに自信が持てるようになりました」と、
嬉しそうにおっしゃっていました。

カラダの使い方は、
「憧れの◯◯さんのようになる」ファッションやメイクなどと違って、
あなた自身が持つオリジナルの「美」を
輝かせるための一生ものの知識です。

得た知識は、つねに意識することでクセのようにカラダになじみます。
そこに生まれる美は、あなたが意識を継続する限り、決して失われないもの。
「持続可能な健康美」が、あなたのものになるのです。

本書では、「ミス・ユニバース」の元ファイナリストであり、
現在は姿勢・立ち居振る舞いのレッスン、
そして多くの女性が人生で一番美しくいたいと願う結婚式のための
ブライダルレッスンも行っている私が、
効果的に「美」を磨き出すための「カラダの使い方」を
お伝えしていきます。

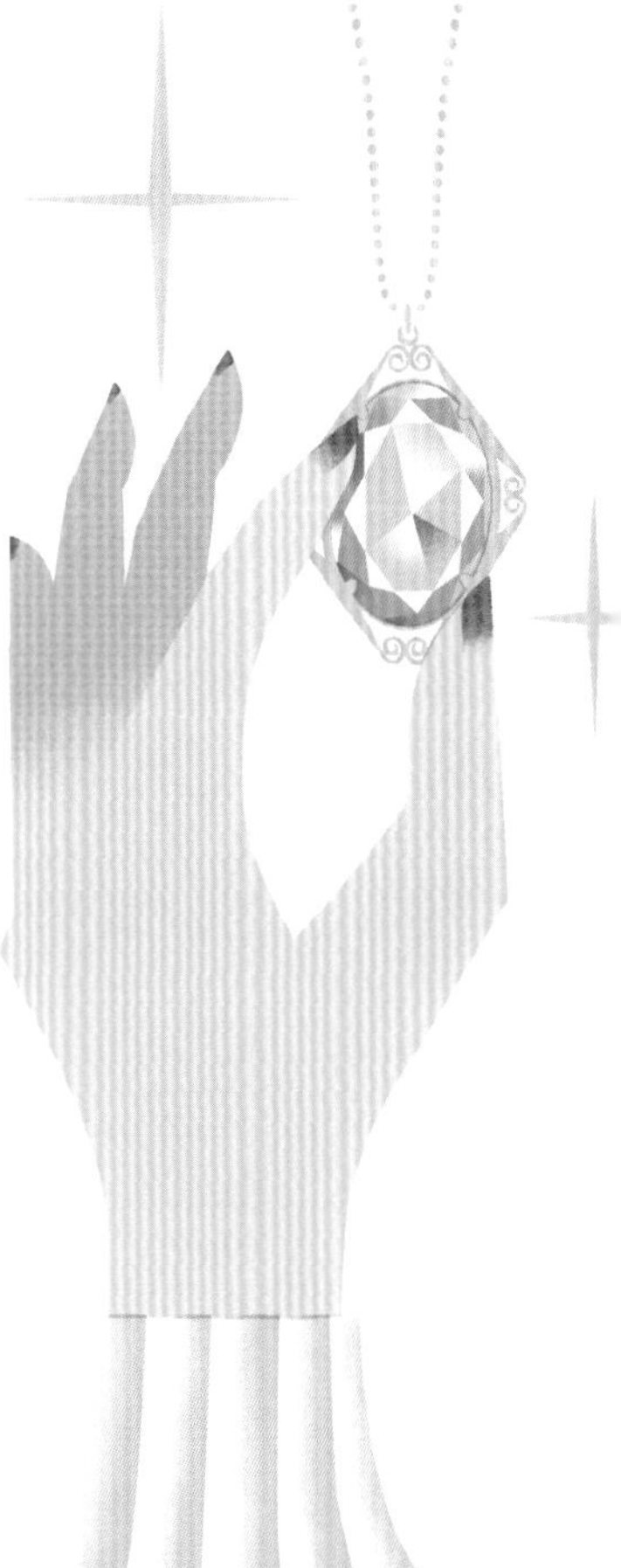

この本を読み終える頃には、
あなたの「美」は必ず花開き始めます。
訪れる変化をぜひ、楽しんでください。

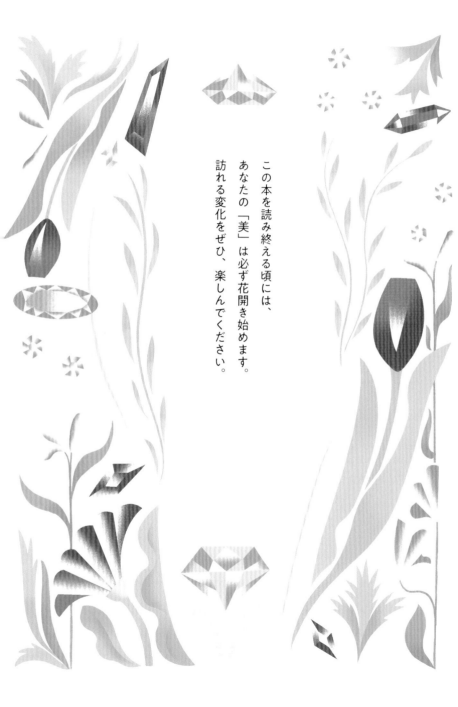

明日から美人

野原 遥

CCCメディアハウス

目次

Lesson 1

【前提】美の土台をつくる

Lesson 2

【準備】カラダを整える

Lesson 3

【実践1】美しい姿勢（立ち方・歩き方・座り方）

Lesson 4

【実践2】美しい振る舞い

Lesson 5

【補講】美しさを持続可能にする＋αTips

Lesson 1

【前提】美の土台をつくる

具体的なレッスンに入る前にまず、
私の考える「美」とは何か、
この本を読むことで何が手に入るのかについて
お話ししていきます。

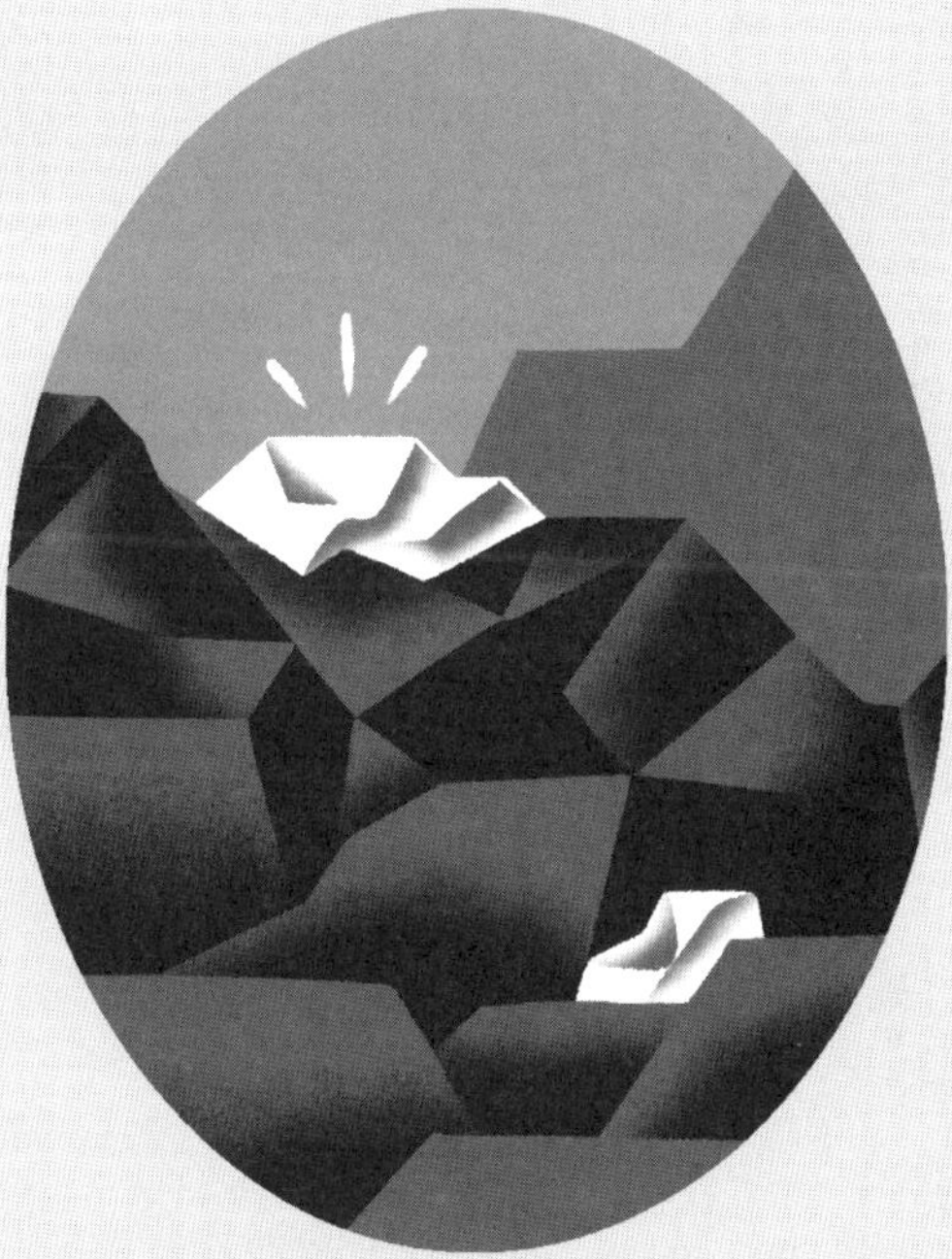

本書が目指す「美」とは何か

美は、人の心を癒やし、エネルギーを与えてくれるもの。人が美に憧れて「きれいになりたい」と望むのは、ごく自然なことでしょう。

今の時代は特に、美への憧れやこだわりが一層強まっているように感じます。

ですが、SNSの世界で「美」とされることが多いのは、

「高価なトレンドファッションを身につけること」

「画一的な『美の基準』に合わせて顔の造形を変えること」

「写真を極端に加工すること」

など、形を繕うようなことばかりではないでしょうか?

こうした美は、どれも表面的で脆《もろ》いものです。

トレンドはまたたく間に移り変わり、顔の造作も若さとともにいずれ衰えていく……。「ひとときしか保てない美」は、簡単に手に入るかわりに、追っても追っても

きりがありません。

いつまでも持続する「本当の美」を手に入れるには、もっと根本的な土台を整えることが必要なのです。

そこで、本当の美の根本的な土台づくりとして、私がお伝えしたいのが「カラダの使い方」です。

なぜなら、**カラダの使い方は、その人の印象を圧倒的に美しくするからです**。

たとえば、凛とした立ち姿。

流れるような歩き方、ふんわりと重力を感じさせないような座り方。

グラスに口をつけたり、バッグからハンカチを取り出したりするときの優雅な所作。

こうしたカラダの使い方をしている人は、全身から美のオーラを放っています。たとえ服がノーブランドでも、年齢を重ねていても関係ありません。

むしろ、表面だけきれいに整えている人よりも、カラダの使い方を心得ている人のほうが、いつどんなときも必ず美しく見えるのです。

また、カラダを正しく使うことには、他にも次のような効果があります。

①脂肪燃焼

全身の筋肉がまんべんなく使われるので、シェイプアップ効果を得られます。

②基礎代謝アップ

カラダを正しく使うと全身の筋トレにつながるので、筋肉量が増えます。

③骨格の歪み防止

巻き肩、反り腰、O脚など、カラダの歪みがクセづいてしまうのを防げます。

④カラダのバランスが整う

前後・左右に傾きがちなカラダを、つねに正しい位置にキープできるようになります。

揺るがない土台の上に生まれる美は、本当の美です。

もしきれいな人になれるなら、こんな「美の土台」を持っている人になりたいと思いませんか?

私の「美の認識」を変えた出来事

ここで、私がカラダの使い方の大切さに気づいた出来事についてお話しさせてください。

最初の出来事は、22歳のときに海外旅行先で経験した不慮の事故でした。観光客でにぎわう街に突然暴走車が現れ、大勢の人たちと一緒に私もはねられてしまったのです。

意識を失ったまま日本の病院に搬送された私は、腕、脚、骨盤など、ほぼ全身の骨が折れる大けがをしていました。

自分で起き上がることも、手足を動かすこともできない……。なぜ私が？　どうしてこんなことに？

意識を取り戻した私は、回診に来た医師にこう尋ねました。

「私、また歩けるようになりますか？　ハイヒールは履けますか？」

「時間をかけてリハビリすれば、また歩けるようにはなるでしょう。でも、ハイヒールはもう一生履けないかもしれません」

急にショッキングなお話をしてしまいましたが、この体験こそ、私にとって初めてカラダを意識するきっかけだったと思います。

今まで当たり前に行っていた「立つ、歩く、座る」といった日常動作は、筋肉が正しい位置にあって、きちんと動くからこそできていたのだという根本的なことに気づかされたのです。

私は事故から約2か月寝たきりの状態でしたが、たった2か月動かさないだけで筋肉は衰えてしまいました。

その後始まったリハビリは、とても辛いものでした。たとえば、事故からずっと開いたままだった手を握る、ギプスで固定されていた脚の曲げ伸ばしをする……といった簡単な動作すらも、力がまったく入らないのでなかなかできないのです。

それでも、若かった私は「もう一度おしゃれをして外を歩きたい」「ハイヒールも履けるようになりたい」という一心で、約半年かかってカラダの機能を取り戻すことができました。

カラダを自由に動かせるということがどれほどありがたいことか、身をもって知った過酷な体験でしたが、これが今の私の活動のスタートラインになったのではないかと思っています。

そして、私を変えたもうひとつの大きな出来事は、事故から3年後に出場した「ミス・ユニバース」の日本大会です。

「ミス・ユニバース」は世界の代表が競い合う美の祭典であり、慈善活動や社会貢献活動とも連携しています。その募集広告をたまたま見つけた私は「この生かされた命をもって、何か伝えられることがあったら」という思いから挑戦することにしたのですが、実はここでもカラダについて大きな学びを授かることになりました。

日本代表を決定するまでの数か月間、全国から集まったセミファイナリストたちは、ウォーキングや所作などについて徹底的なトレーニングを受けます。ここで教わったのは、事故のリハビリで取り組んだ「基本的なカラダの使い方」とはまったく違う、**「魅せるためのカラダの使い方」**だったのです。

たとえばウォーキングは、腰の使い方から手を置く位置まで、あらゆるポイントが普通の歩き方とは違います。そうしたテクニックを使うと、登場したときの印象や存在感が面白いほどガラッと変わるのです。

「カラダの使い方ひとつで、同じ人でもこんなに印象が変わるんだ」

これを知ったときの感動と、アドレナリンが湧き出るような高揚感は、いまだに忘れられません。

というのも、私はそれまでずっと「自分」という存在に自信がなかったからです。

私は「人はどうするときれいに見えるのか」ということについて、幼い頃から人一倍興味を持ってあれこれ研究していたのですが、その一方で、自分のことはどうしても鏡で見ることができませんでした。鏡の中の自分を見る度に「脚の形がよくない」「顔が大きい」などというところが目についてしまって、それが嫌だったからです。

だから、鏡やガラスなど姿が映るものは大嫌い。明るいライトの下にも行きたくない。自撮りなんて絶対にしない……。

そんな風に、**ずっと自分から目を背けてきた私が、初めて自信を持つことができた**

のが「カラダの使い方」を知った瞬間だったのです。

「カラダの使い方を知っていれば、自分の印象は変えられる。私も『きれいな人』になれる！」

グランプリに選ばれることはありませんでしたが、私にとっては「本当の美」のカギを手に入れたような、素晴らしい体験になりました。

そして20代の終わりに会社員生活を辞めたとき、これらの経験がひとつなぎになって、今の道へと通じました。

「私は、カラダの使い方をもっと極めたい。その知識をシェアして、美に悩む人たちが自信を持てるようにサポートしよう」と決めたのです。

気づいた瞬間から「美」は始まる

私自身がそうだったように、正しい姿勢や美しい振る舞いといったカラダの使い方を知ると、人は大きく変わります。

にもかかわらず、今の日本ではモデルオーディションやミスコンテストにでも参加しない限り、カラダの使い方について知る機会はほぼありません。カラダの使い方は、決して「特別な人たちだけが学べばいいこと」ではなく、すべての人の日常生活に必要な知識といえるのですが……。

そのうえ、カラダというものは「正しい使い方」をせずとも簡単に動いてくれるので、ほとんどの人は誤った使い方が習慣になってしまっています。

「そういえば、靴のかかとの内側ばかりすり減る」

「どちらかの肩にバッグをかけるとずり落ちる」

といったサインが、あなたにもありませんか？

まずは、そうした現状に気づいていただきたいというのが私の願いです。

気づかずそのままにしていると、しだいにカラダは歪んで固まってしまい、見た目はもちろん健康面にも深刻な影響が出てしまうことがあるからです。

でも、カラダの現状に気づけば、その瞬間が「美」のスタートラインになります。**カラダの使い方についてきちんと知り、それを新しい習慣にすることで「いつも、いつまでもきれいな人」になっていけるのです。**

カラダの使い方がわかると、自分をきれいに見せることができるので自信がつきますし、それによって全身から発するオーラも変わります。

また、美しい振る舞いは、一緒にいるお相手に心地よく過ごしてもらう「おもてなし」にもなるものです。

大人になると、目上の方にお会いしたり、オフィシャルな場に出たりする機会が多くなりますね。でも、日頃から美しい振る舞いを身につけておけば、急な場面でもあわてずに済みます。

また、私は普段、ブライダルレッスンも開催しているのですが、結婚式という人生の晴れ舞台も、振る舞い方を心得ていれば自信を持って迎えられるのです。

一生衰えることのない、本当の美のために。

ぜひ、この本で「美の土台」を一緒に固めていきましょう。

知識を得て、意識を持ち、継続する

今、私のもとには「カラダを変えたい」「自分を変えたい」という思いを持った大勢の方々が、レッスンを受けに来てくださっています。

そうした皆さんに対して私が必ずお伝えしているのは、

「知識を得て、意識を持ち、継続する」

ということです。

長年続けてきたカラダの使い方を変えるには、まず知識を習得し、「カラダを正しく美しく使おう」という意識を持ち、そして継続することで知識をカラダに落とし込んでいく、という流れが必要なのです。

私がこの本やレッスンでお伝えできるのは、「知識」までです。カラダを本当に変えられるかどうかは、その後のご自身の「意識」と「継続」にかかっています。

「意識と継続って大変そう」「私にできるのかな?」と不安になってしまうかもしれませんが、明確なゴール・目標を設定すると、大きなモチベーションになります。たとえば「婚活を成功させる」「自分の結婚式を挙げる」「仕事で昇進する」など、なるべく具体的なものを考えてみましょう。

でも、こうした目標がなかなか浮かばないという場合は、難しく考えずにまずトライしてみてください。

すると、必ずマインドが変わります。

試しに今、背すじをまっすぐに伸ばしてみてください。すると視界が広がり、呼吸もしやすくなるのがわかると思います。同時に、気分もちょっとポジティブになっているのを感じませんか？

カラダとメンタルは結びついているもの。ですから、カラダの使い方を美しくすれば、気分も一瞬で「美人の気分」に変わるのです。

美人の気分になると、いつもの通勤コースを歩いたり、オフィスで仕事をしたりするときも、気持ちが入ってきれいに動けるようになります。

そんなあなたの姿を見た人は、きっと「動作がきれい」「なんだか雰囲気違うね」などとほめてくれるはず。すると、嬉しくなってもっと頑張りたくなるでしょう。

まさに、私が「ミス・ユニバース」で初めてカラダの使い方とその効果を知ったときのように、

「こんな素敵なことがあるなんて知らなかった！　もっと続けたい！」

と、意識と継続へのスイッチが入るのです。

正しい姿勢や美しい振る舞いを意識し、継続することは、体力も気力も必要なので最初はとても疲れます。でも、継続していくうちに、しだいにそれは「習慣」になっていくはずです。

そうしてカラダに落とし込むことができれば、知識は一生あなたのもの。ですから、取り組んでいただく価値は十分にあると自信を持っておすすめできます。

心身に起こる変化を楽しんで

正しい「カラダの使い方」を継続していくなかで起こる最も大きな変化は、「自信がつくこと」だと思います。

私のレッスンにいらっしゃる方に受講理由を伺ってみると、ほとんどの方は「自信を持てるようになりたいから」とおっしゃるのですが、レッスンを続けるうちに、どなたも本当に自信がついてくるのです。

なぜ自信がつくのかというと、カラダを「美しく見せられる」ようになるからです。よく「カラダの使い方を覚えるとやせられますか？」「顔が小さくなりますか？」といった質問をいただくことがあるのですが、**全身の筋肉を使うことによるシェイプアップ効果はあっても、顔が小さくなったり脚が長くなったりすることはありません。でも、「そうなったように見せる」ことはできるのです。**

たとえば冒頭でもご紹介したように、猫背で首が前に出ている状態と、背すじも首もまっすぐ伸びている状態とでは、顔の大きさが全然違って見えますよね。

もちろん、物理的な見え方だけでなく、清潔感や品格といった印象も劇的に変わります。

こういう効果を理解して、それを自分のカラダで実践できるようになってくるので、レッスンを受けた皆さんは「私、きれいな人になれているかも！」と自分を好きになっていけるのです。

レッスンに初めてお越しになったときはうつむきがちだった方も、本来のご自身の魅力がわかると髪型やメイク、ファッションがどんどん変わってきます。雰囲気もすっかり明るくなって「最初にいらっしゃったときと全然違いますね！」と、私のほうがびっくりしてしまうほどです。

こんな風に、美しく変わっていく手ごたえを感じたり、人からほめられたりするようになると「このまま続けよう」「もっと頑張ろう」という、意識と継続の上昇スパイラルに乗っていけます。

こうして、「美の土台」はしっかりと固まっていくのです。

Lesson 2

【準備】
カラダを整える

美しい姿勢・振る舞いを身につけるには
まずあなた自身のカラダと向き合い、
現状を把握しましょう。
カラダが凝り固まっていないか
チェックする方法をお教えします。

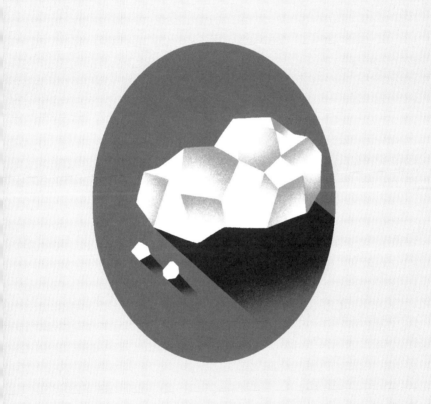

動かす前にほぐす

さっそくカラダの美しい使い方を実践したいところですが、その前にまず必要なのは「カラダをほぐす」ことです。

なぜなら、**ほとんどの方は無意識ながらカラダが歪んだ形で固まっていて、可動域が狭まってしまっているからです**。

たとえば正しく立つには背中の肩甲骨を中心に向かって引き寄せる必要があるのですが、「巻き肩」になっている方にはなかなかそれができません。

巻き肩とは、両肩がカラダの前側に巻き込まれたようになっている状態をいいます。横から見たとき、肩が耳より前に出ているのが目安です。

現代では、この巻き肩になっている方がとても多く見られます。鏡を見ているときは無意識に姿勢を正してしまうので、ご自身の巻き肩に気づいていない場合もあるかもしれません。肩の状態を客観的に把握するには、44ページからのセルフチェックを行ってみましょう。

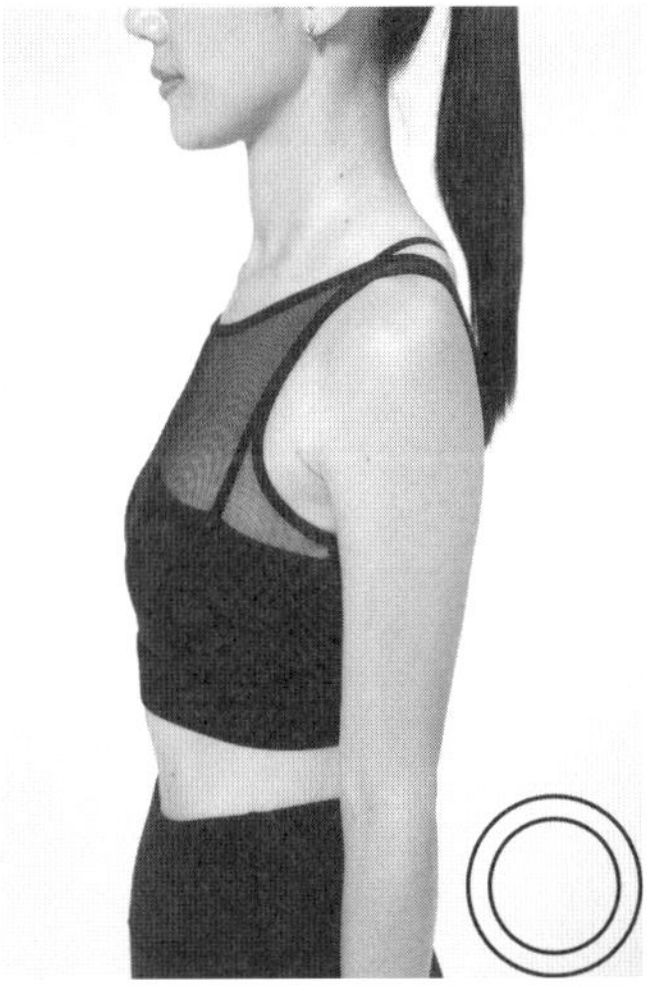

肩の正しい位置。

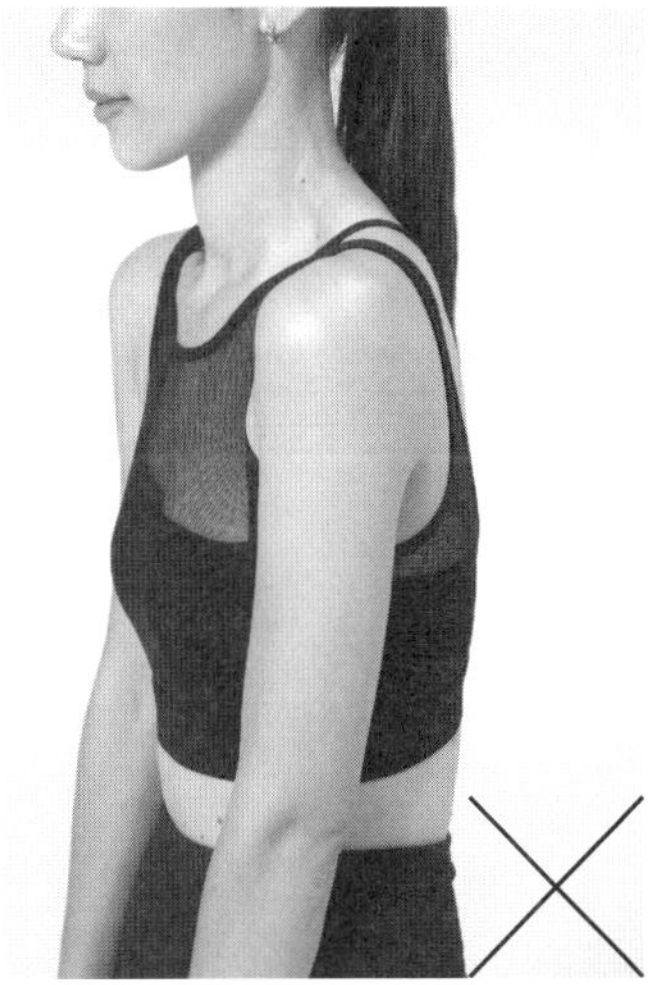

巻き肩はバストの下垂、首・肩の凝りなどの原因になる。

肩甲骨周りの硬さチェック

あなたの肩甲骨周りの硬さを確かめるセルフチェックをご紹介します。用意するものは、フェイスタオルのみでOKです。

①頭の上に両手を広げてフェイスタオルを持ちます。肩幅より少し広めが目安です。
②タオルを持った両手を、頭の後ろへ下ろします。
③そのまま手首を返し、お尻の高さまで両手を下ろしていきます。

両手を後ろへ下ろしにくいと感じる場合は、肩甲骨周りが硬くなっているサインです。一度、整体で肩の状態を見てもらうことをおすすめします。

また、この動きは肩甲骨周りを柔らかく保つストレッチにもなります。71ページでご紹介する「肩甲骨回し」や72ページの「肩甲骨ひねり」と合わせて、気づいたときに行ってみましょう。

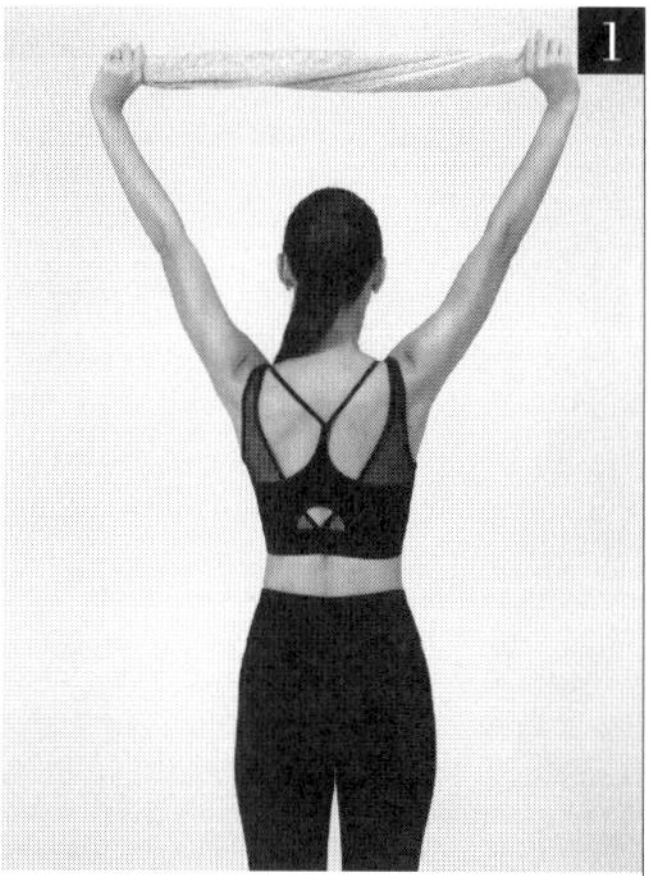

フェイスタオルを持った両手を頭の上まで持ち上げる。

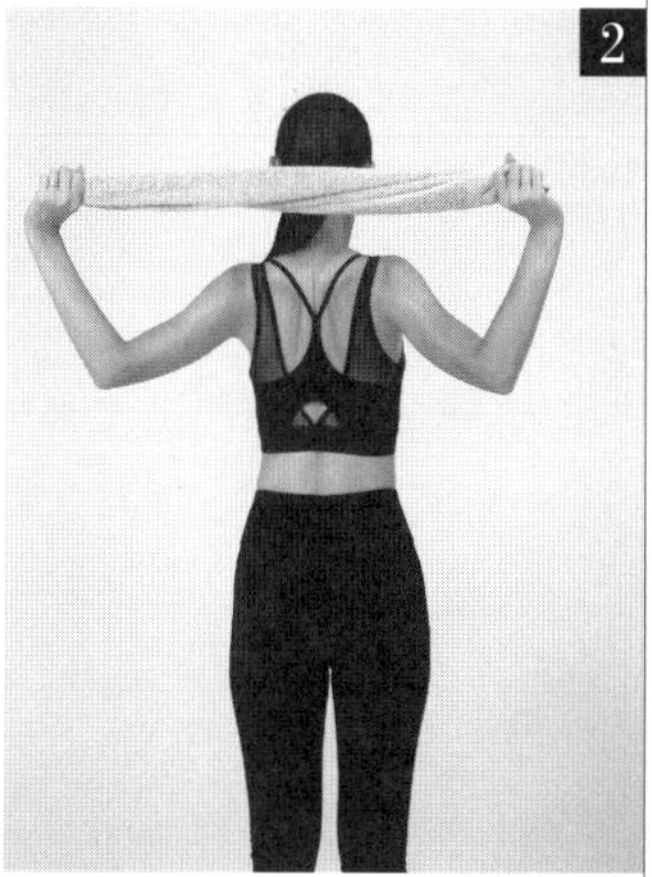

手首を返し、カラダの後ろへ向かって両手を下ろす。

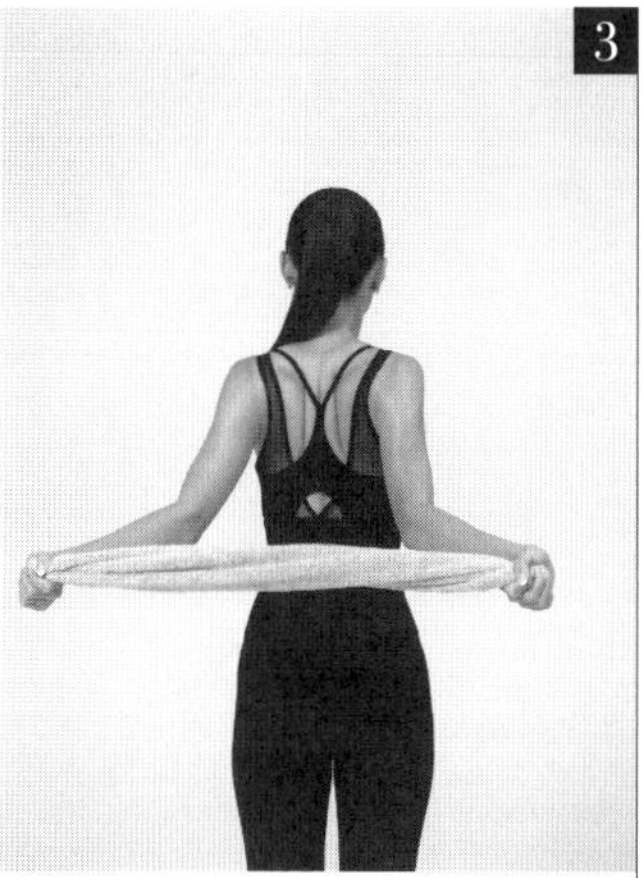

タオルは斜めにしても OK。ただしピンと張ったまま、長さを変えないように。

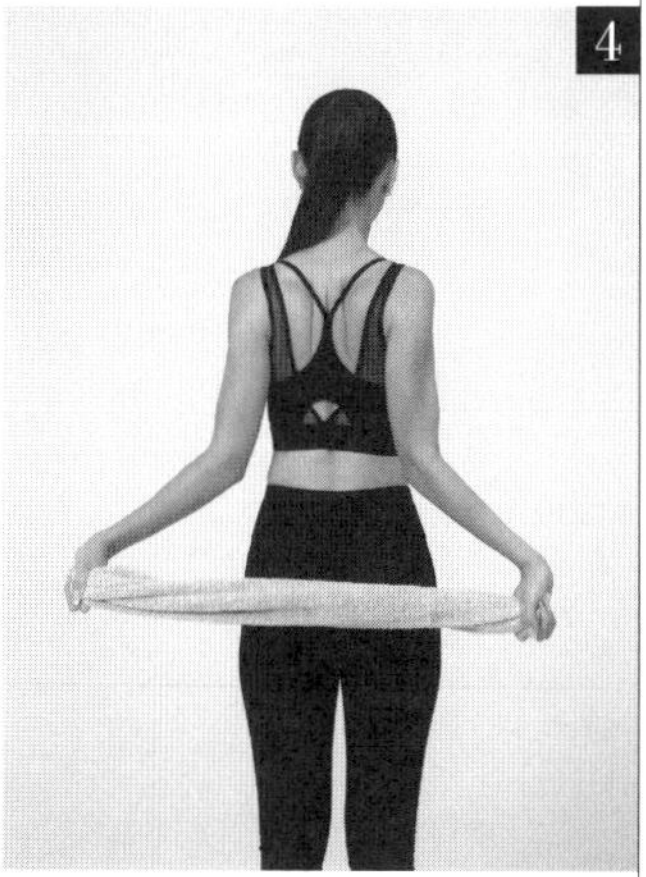

お尻の高さまで手を下ろす。

骨盤の傾きチェック

先ほどお話しした巻き肩と同じくらい多く見られるのが、「骨盤の傾き」です。まっすぐ立つには、骨盤が床に対して垂直になっている必要があります。ところが、骨盤が前傾する「反り腰」になっていたり、逆に骨盤が後傾していたりする方はとても多いのです。

骨盤が傾いて固まっていると、骨盤を垂直に立てようとしてもうまくいきません。また、カラダのパーツは本来個々に動かせるものなのですが、骨盤を動かそうとするとカラダ全部が一緒に動いてしまう方もいらっしゃいます。

このような状態では、カラダの美しい使い方を実践するのは難しいといえます。そこで、まずは固まっている部分をしっかりほぐし、カラダの可動域を確保することが大切なのです。

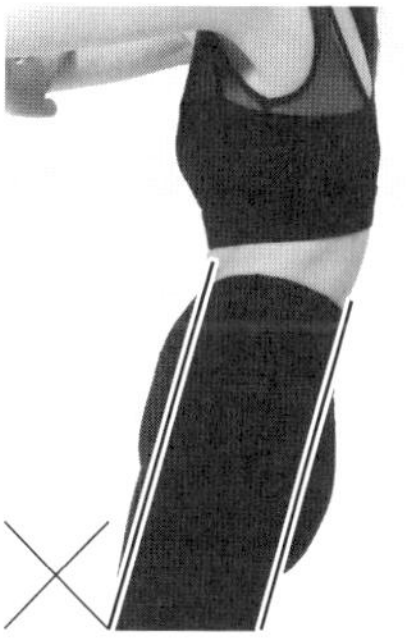

骨盤が後傾している状態。背中が丸くなって腰が曲がり、お腹もぽっこりと出がちに。

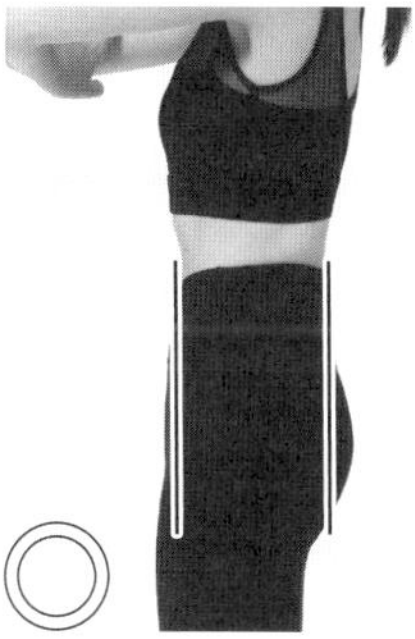

骨盤が正しい位置にある状態。

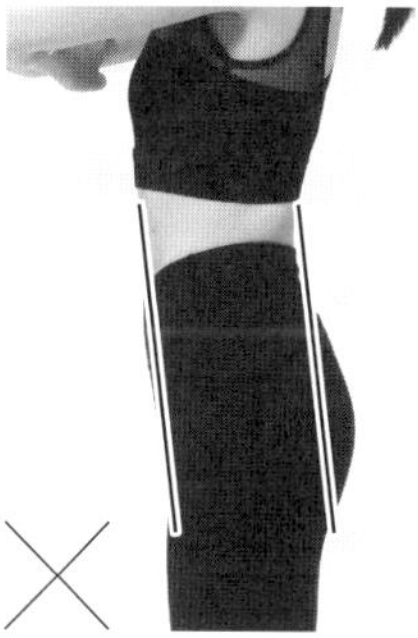

骨盤が前傾している状態。腰が反り、腰痛の原因になることも。

カラダの現状把握は、プロに任せると◎

前述したように、カラダを動かす前には、まず固まったカラダをほぐす必要があります。といっても、急に自己流でストレッチをすることはおすすめできません。カラダのどこがどのくらい固まっているのか、自分で正確に把握することは難しいからです。

やみくもに動かしたり伸ばしたりしようとすると、かえってカラダを傷めてしまうこともあります。

そこで、カラダの現状を正しく把握していただくために私がおすすめしているのは、整体へ行くことです。

整体というと、「ひどい腰痛や肩凝りで困っている人が行く所」「けがをした人がメンテナンスのために行く所」といったイメージがあるかもしれません。ですが、特に自覚症状がなくとも、行ってみるといろいろなことがわかります。

たとえば、**「肩の高さの左右差」「脚の長さの左右差」「特に硬くなっている部分と**

そうなる原因」といった、自分でも気づかないようなカラダの現状を、カラダのプロである整体師さんが教えてくれるのです。

こういった、カラダの歪みや筋肉の凝りをまず整体で治してもらい、カラダに可動域が出てきたら、その可動域をキープできるようなストレッチを自宅で行うとよいでしょう。

整体師さんによっては、カラダの状況に合ったストレッチ方法までアドバイスしてもらえる場合もあります。

◆整体への通い方

整体院はたくさんあるので、「どの整体院がいいの？」と悩んでしまうかもしれません。

初回はとりあえず、近場の行きやすい所でカラダの状態を見てもらいましょう。そこで自分の問題点がわかったら、その問題点に合いそうな整体院を改めて探します。

たとえば、整体院のなかには次のようなトラブルに特化した院があります。

・スポーツ整体を行える整体院

スポーツ整体とは、スポーツによるダメージの修復、パフォーマンスの向上などを目的とした施術のことをいいます。

・産後整体を行える整体院

産後整体とは、骨盤矯正を中心に、産後のカラダケアをする施術のことをいいます。

・柔道整復師がいる整体院

柔道整復師とは、打撲やねんざ、ぎっくり腰などのケガに対して治療（柔道整復）を行える、国家資格を持った専門家のことです。「接骨院・整骨院」の開業権があるのは柔道整復師のみですが、整体院にもこの資格を持った人がいる場合があります。

・理学療法士がいる整体院

理学療法士とは、カラダの運動機能を改善・維持するリハビリや治療を行える、国家資格を持った専門家のことです。クリニックや介護施設のほか、整体院にもこの資格を持った人がいる場合があります。

私の場合は、マラソンをしているのでスポーツ整体を行える先生のもとへ通っています。カラダの歪みがある状態で長距離を走ると歪みが悪化してしまうので、まず現状を見てもらうことが必要だったからです。その後も月に1回ほど施術していただくことで、カラダのバランスが整って走りやすくなっています。

ただ、右でご紹介したような特別な施術が必要なければ、ご自身との相性を優先して選んでよいでしょう。「女性の整体師さんがいい」「痛みの少ない施術がいい」など、こだわりや希望も条件に加えてみてください。サロンのように内装がきれいな美容整体もたくさんあります。

施術を受ける際は、背骨や骨盤の歪み、肩や背中の筋肉の硬さなど、「最初に行った整体院でこういう問題があると言われました」と具体的に状況を伝えると、施術の相談がスムーズになると思います。

初めて整体へ行く方のために、施術の受け方についても触れておきましょう。

まず、多くの整体院では着替えが用意されていますが、気になる方はご自身で持参するのがおすすめです。カラダのラインがわかりやすく、腕や脚を動かしやすいものなら何でもＯＫ。私の場合は、ヨガウェアの上にＴシャツを着ています。

また、痛みには個人差があるほか、施術内容によっても違います。どうしても痛い場合は、我慢せずにすぐ伝えましょう。

◆定期的にカラダを見直そう

カラダの歪みや凝りは、「カラダのクセ」が生み出すダメージです。

カラダのクセとは、正しいカラダの使い方を知らないためにしてしまっている、間違ったカラダの使い方のことをいいます。普段立っているときの姿勢、歩き方、座り方、荷物の持ち方など、毎日無意識に繰り返しているカラダのクセが、やがてダメージを生み出してしまうのです。

その影響力の大きさを知っていただくために、私はレッスンにいらっしゃる皆さんにいつも「カラダには年齢分のクセがある」ということをお伝えしています。

つまり、カラダのクセは30歳の方なら30年分、40歳の方なら40年分染み付いているということ。そうして繰り返してきた期間が長ければ長いほど、カラダのクセをリセットするのは難しくなりますし、カラダに現れるダメージも深刻なものになってしまうのです。

ですから、気づいたらなるべく早く整体へ行って、カラダのプロの手を借りることをおすすめします。

また、整体は1回行って終わりにするのではなく、定期的に通うようにするのが理想的です。カラダのクセによる歪みや凝りをいったん改善してもらっても、また荷物を持ったり仕事をしたりと生活を続けていれば、どうしてもトラブルは起こってしまうからです。

美容室や歯科医院に通うのと同じように、整体でカラダにも定期的なメンテナンスを行うことを、ぜひ習慣づけてみてくださいね。

Lesson 3

【実践1】美しい姿勢（立ち方・歩き方・座り方）

カラダをほぐして準備が整ったら、
いよいよカラダの使い方・実践編の
スタートです。

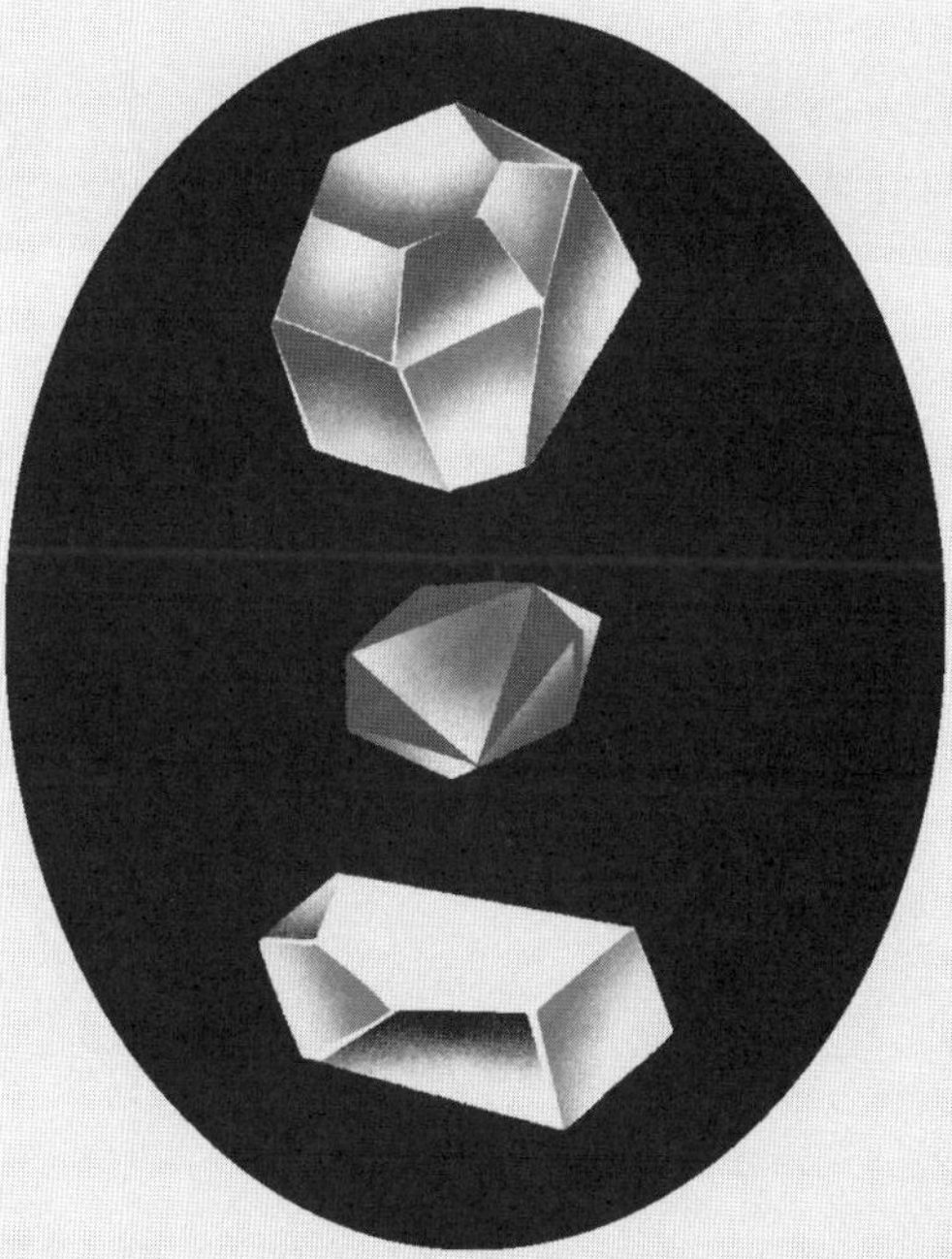

「壁立ち」で基本の正しい姿勢を覚える

美しく立ち、歩き、座れるようになるために、まず「正しい姿勢」とはどういう状態なのかを知りましょう。正しい姿勢を知るには、壁を使った「壁立ち」が効果的です。

壁立ちとは、壁に背中をつけてまっすぐ立つことをいいます。次のページのチェック項目にしたがって姿勢を正しい位置に調整していくと、いろいろなことに気がつくはずです。

たとえば、「自分では骨盤をまっすぐに立てているつもりなのに、鏡で見ると反り腰になっている」「左右の肩の高さをきちんとそろえると、逆に違和感を覚える」など。

これらはまさに、先ほどお伝えした長年のカラダのクセによるものです。毎日意識して整えていくことで少しずつ解消されていきますが、カラダのクセがあまりに強いと、ご自身では直せないこともあります。そうした場合は、まず整体で見てもらうことをおすすめします。

「壁立ち」のやり方

自宅で行うときは、全身が映る鏡があると姿勢を確認しやすくなります。

①壁に背中をつけて立ちます。

②つま先をそろえて、かかと・ふくらはぎの裏側・お尻・両肩・後頭部が壁につくように姿勢を整えます。整ったら、次のページからのチェックポイントを確認します。

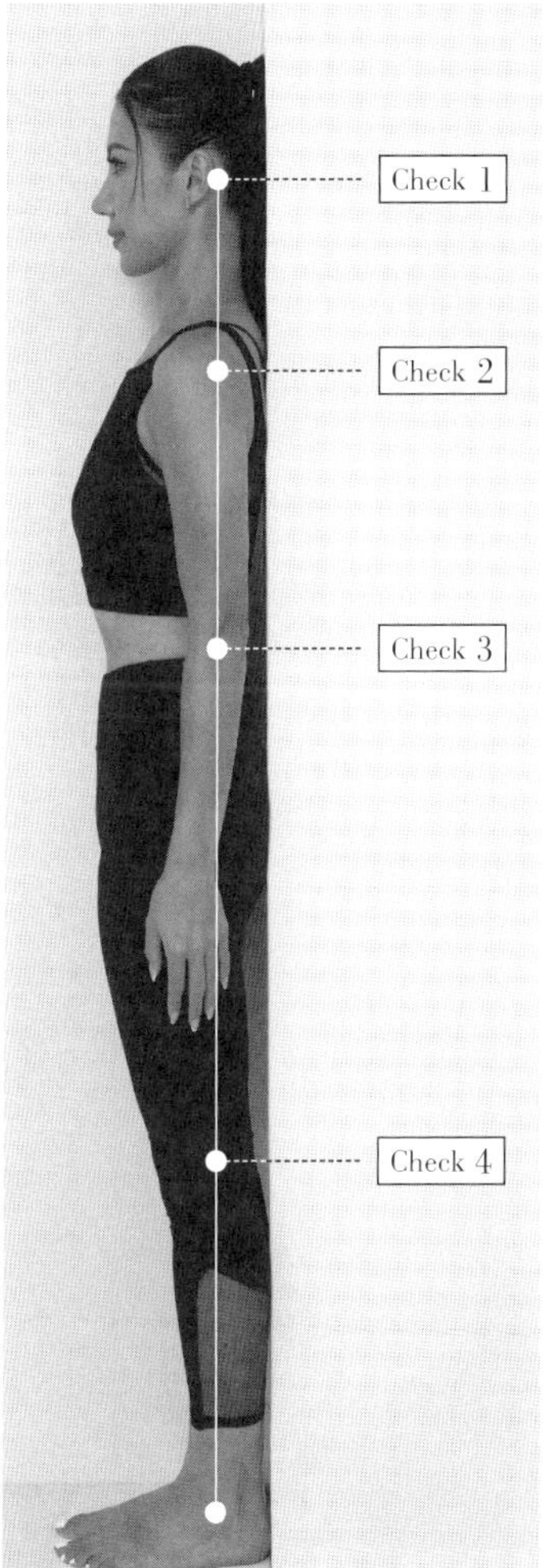

Check 1 くるぶしから耳までを一直線にキープする

横から見たとき、「くるぶしの上に腰」「腰の上に肩」「肩の上に耳」というように、くるぶしから耳までを結んだラインがまっすぐ一直線になっていることを確認しましょう。積み木をまっすぐに積み上げるように、カラダもまっすぐに立てることで、重心が真ん中で安定します。

Check 2 左右の肩の高さをそろえる

正面から見たとき、左右の肩の高さがそろっていることを確認しましょう。

荷物をいつも同じほうの肩にかけていると、そちらの肩のほうが高くなりがちです。ちなみに、肩の高さがそろっていないと、骨盤もそれにつられて傾くため、左右の脚の長さに違いが出ることもあります。

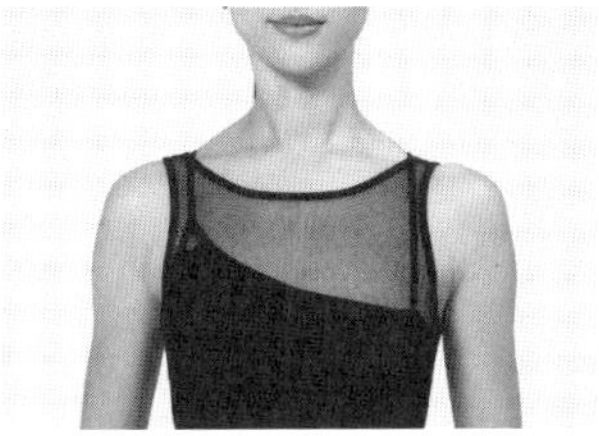

左右の肩の高さがそろっている。

荷物の重みでカラダが傾くのを抑えるには、荷物を片方の肩・手だけで持たず、交互に持ち替えるのがベターです。荷物が重いときは、2つに分けるとよいでしょう。

Check 3 骨盤を垂直に立てる

横から見たとき、壁と腰の間にできる隙間が「手の厚さ程度」にとどまっていることを確認しましょう。

壁と腰の隙間が大きく空いている場合は、骨盤が前傾して反り腰になっています。逆に、壁と腰の隙間がまったくない場合は、骨盤が後傾しています。

あれば鏡を見ながら、骨盤が床に対して垂直になっている状態をカラダで覚えましょう。

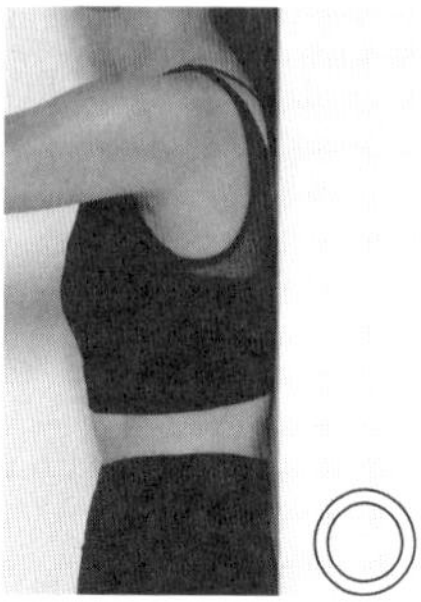

腰の隙間が手の厚さくらい。

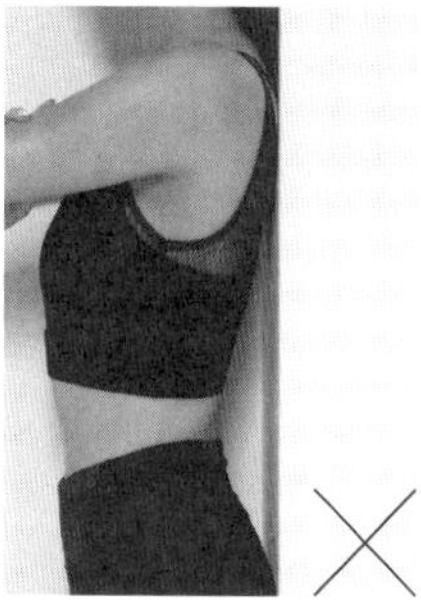

隙間が空きすぎ＝骨盤前傾。

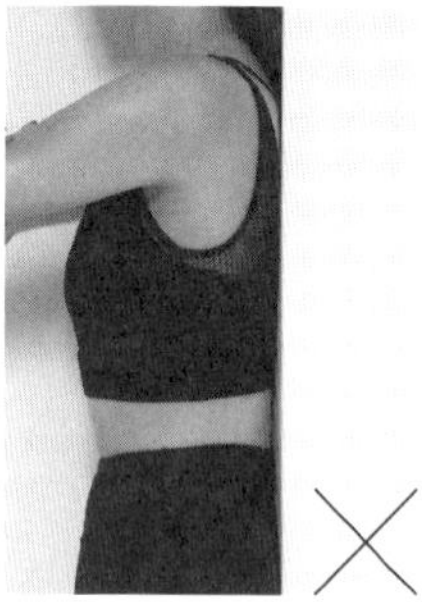

手が入らない＝骨盤後傾。

Check
4
左右の脚をぴったりつける

ふくらはぎの内側・膝の内側・太もものつけ根がぴったりついていて、左右の脚に隙間がないことを確認しましょう。

膝の間に隙間ができる場合は「O脚」、逆に膝をつけてもふくらはぎがつかない場合は「X脚」になっているかもしれません。このような場合は無理をせず、整形外科や整体で相談してみるとよいでしょう。

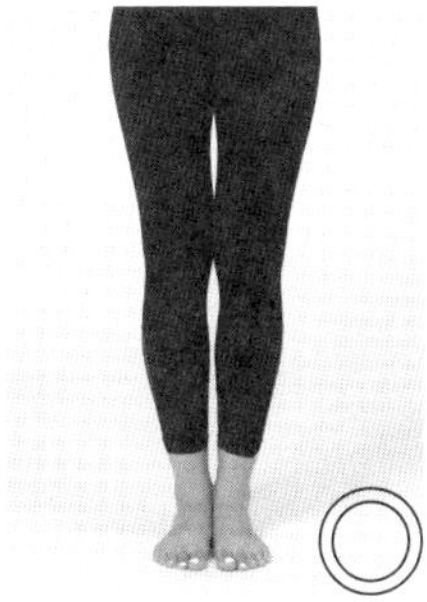
隙間がない状態。

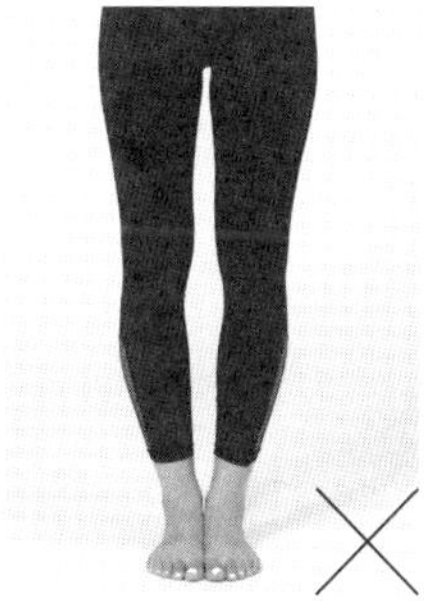
Ｏ脚。

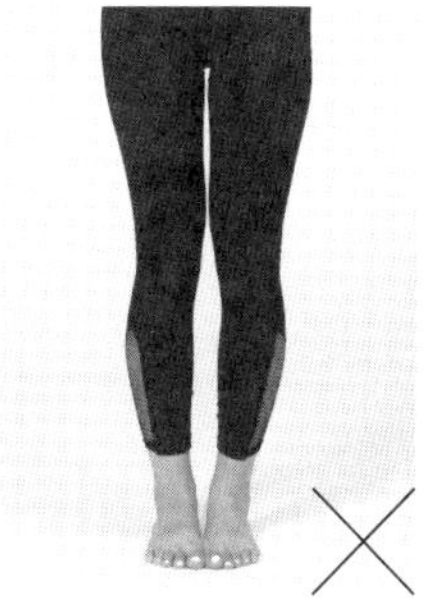
Ｘ脚。

以上４つのチェックポイントをすべてクリアした状態が、基本の正しい姿勢です。立つとき、座るとき、歩くとき、すべてにおいてこの状態を意識しましょう。

慣れないうちは全身が筋肉痛になってしまうこともありますが、正しい姿勢をキープするにはそれだけ筋肉を使うということ。いつも正しい姿勢でいることを心がければ、それだけでシェイプアップにもつながりますよ。

では、ここからはこの基本を応用した「立ち方」「歩き方」「座り方」について、詳しく解説していきます。

美しい姿勢1——立ち方

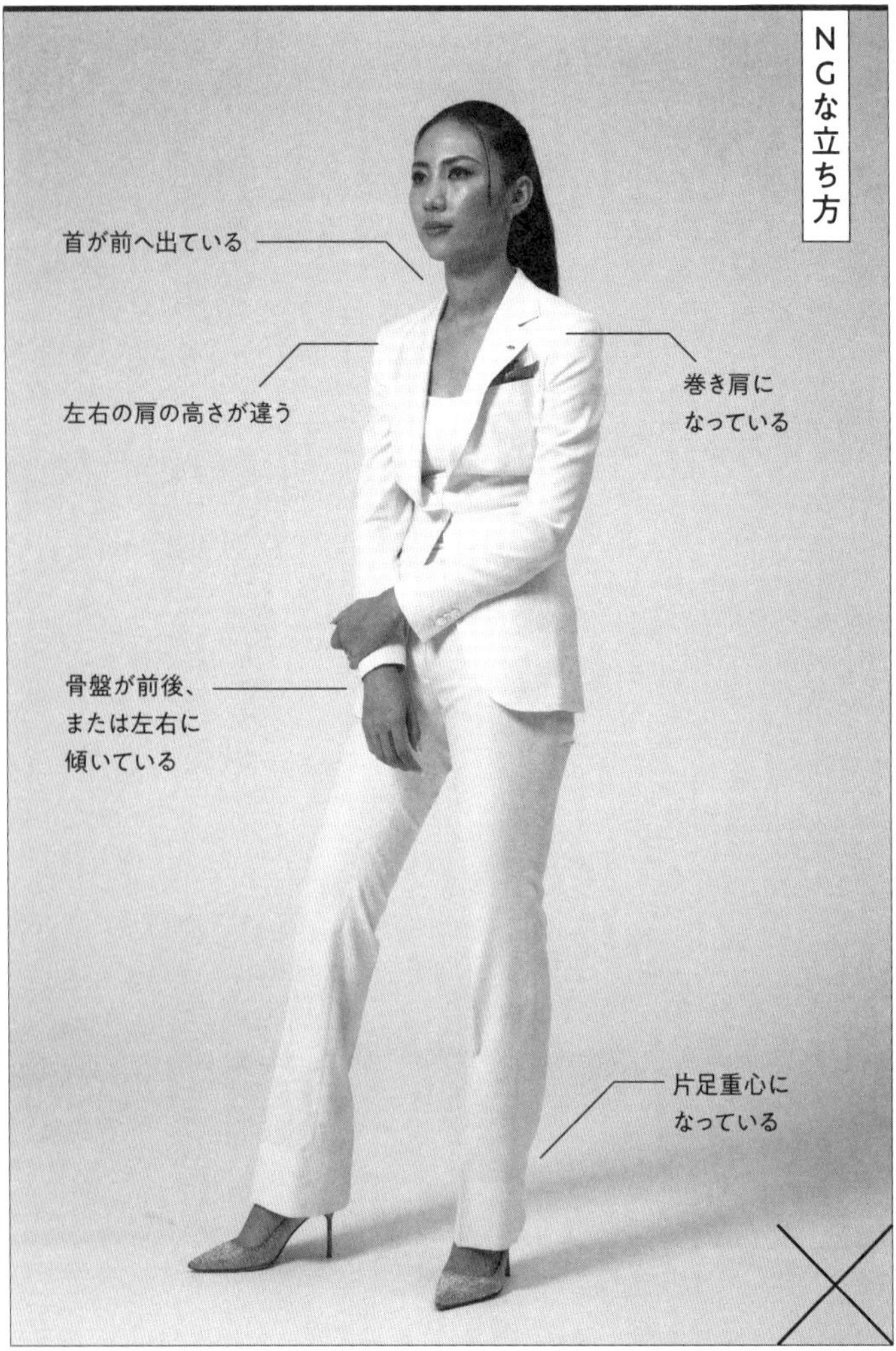
NGな立ち方
首が前へ出ている
左右の肩の高さが違う
巻き肩になっている
骨盤が前後、または左右に傾いている
片足重心になっている

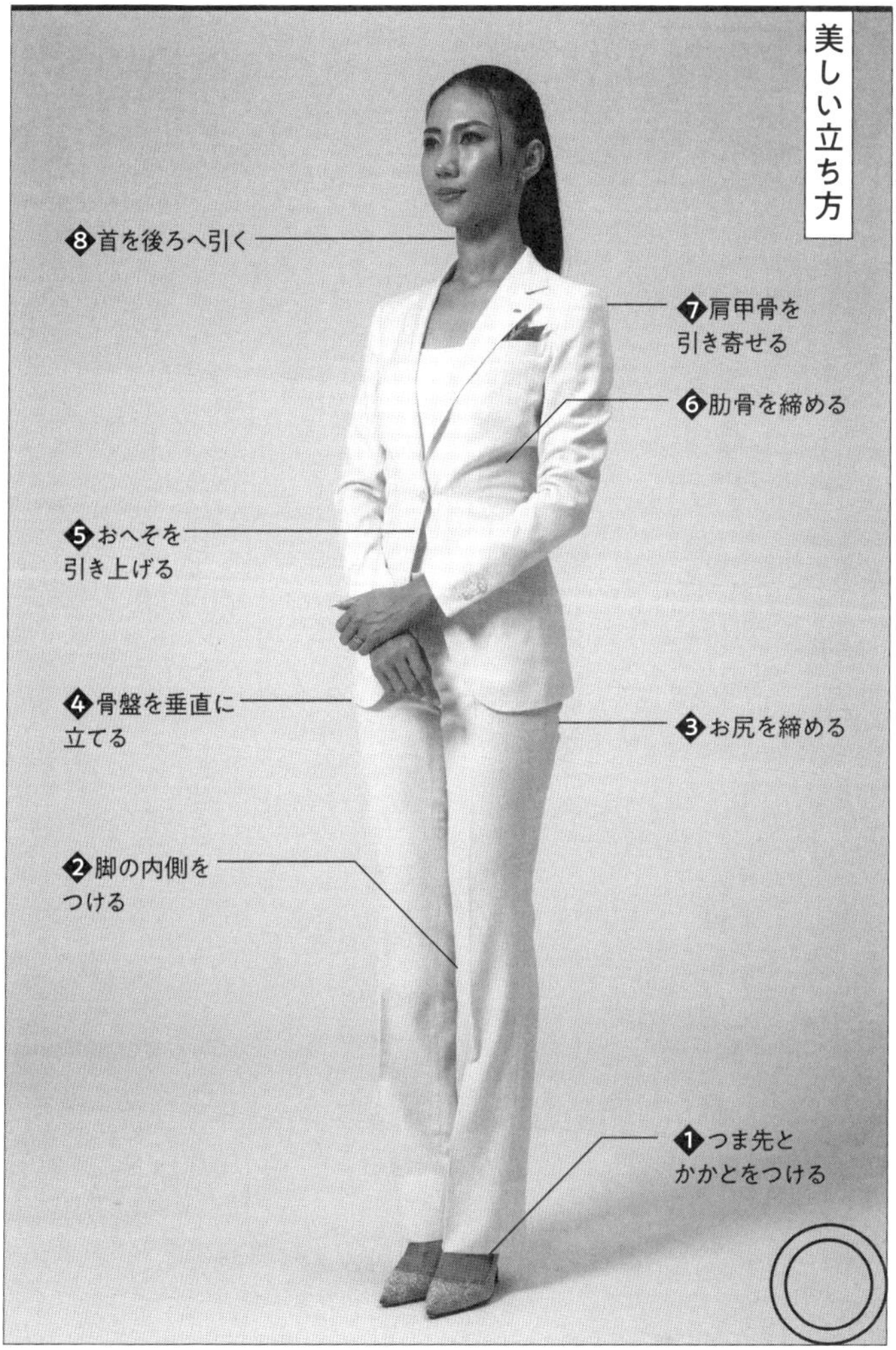
美しい立ち方
❽首を後ろへ引く
❼肩甲骨を引き寄せる
❻肋骨を締める
❺おへそを引き上げる
❹骨盤を垂直に立てる
❸お尻を締める
❷脚の内側をつける
❶つま先とかかとをつける

美しい立ち方のポイント

立ち方は、さまざまな所作の基本となります。骨盤・肩・首・頭など、一つひとつのパーツを下からていねいに組み上げるように姿勢をつくっていきましょう。

❶つま先とかかとをつける

立ち姿は足元からつくります。つま先とかかとの両方をそろえてつけます。

❷脚の内側をつける

ふくらはぎの内側・膝の内側・太ももの付け根をすべてつけます。

3点がつくように意識することで、内ももにある「内転筋」が鍛えられ、太もものたるみもスッキリします。

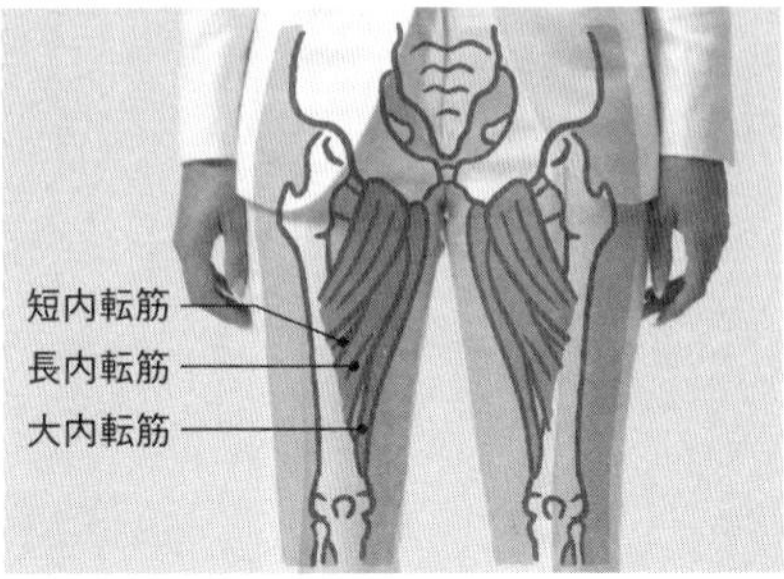

内ももにある内転筋は、股関節を閉じる・骨盤を安定させる役割を果たす筋肉群。

❸お尻を締める

お尻の穴に力を入れて、お尻の筋肉を引き締めます。お尻の側面に力を入れると、単にお尻の形が潰れるだけになってしまうので注意しましょう。

❹骨盤を垂直に立てる

骨盤は、床に対して垂直に立てます。骨盤を立てることによって、正しい姿勢をつくりやすくなります。

骨盤が垂直になっているかどうかは、カラダを挟むようにおへその下と腰（おへその真後ろ）に平行に手を当てて確認しましょう。おへそ側の手が下がっている場合は、骨盤が前傾して反り腰になっています。腰側が下がっている場合は、骨盤が後傾しています。

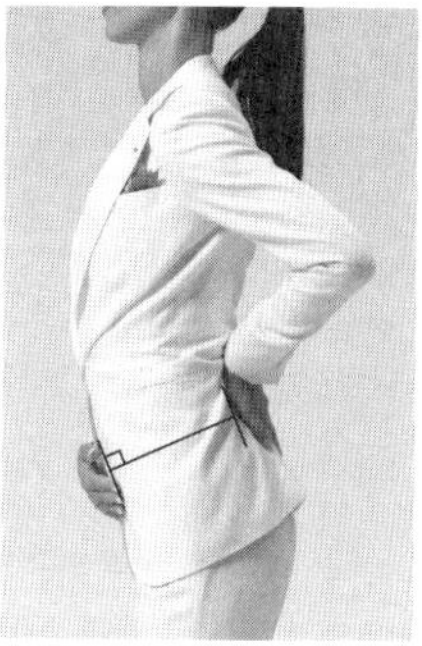

骨盤が前傾している状態。

❺ おへそを引き上げる

「頭のてっぺんを糸で吊られ、おへその位置が2センチ上へ引き上げられる」というイメージをして、カラダの軸を正します。

❻ 肋骨を締める

カラダの内側に向かって肋骨を締めます。「締まっている」状態を知るには、肋骨に手を当てて呼吸してみましょう。息を吸うと肋骨が開き、息を吐き出すと肋骨が締まるのがわかるはず。

肋骨は締めた状態をキープしますが、呼吸は止めないように注意しましょう。

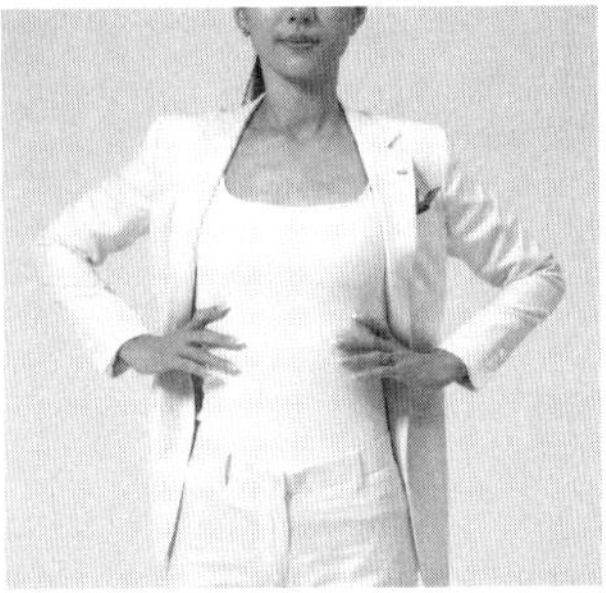

肋骨が開いた状態。

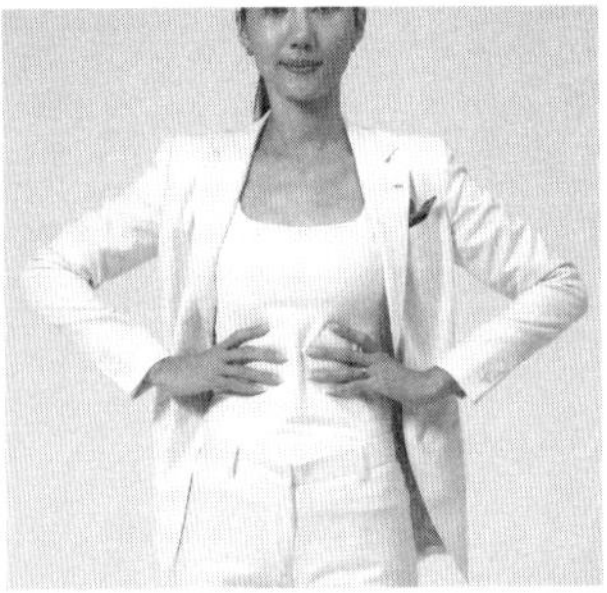

肋骨が締まった状態。

❼ 肩甲骨を引き寄せる

肩甲骨を背骨に向かって引き寄せます。引き寄せることによって、デコルテが開き、腕も正しい位置（両手の中指がカラダの真横に沿っている状態）に来ます。

❽ 首を後ろへ引く

耳が肩より前に出ないよう、首を後ろへ引いて位置を整えます。このとき、あごを下げると二重あごになってしまうので、あくまで「首を後ろへ引く」のがポイントです。首だけを後ろへ引くには、いったん真上を向いて人差し指で軽くあごを押さえます。そのまま、首の位置は動かさずに顔を元に戻していきましょう。

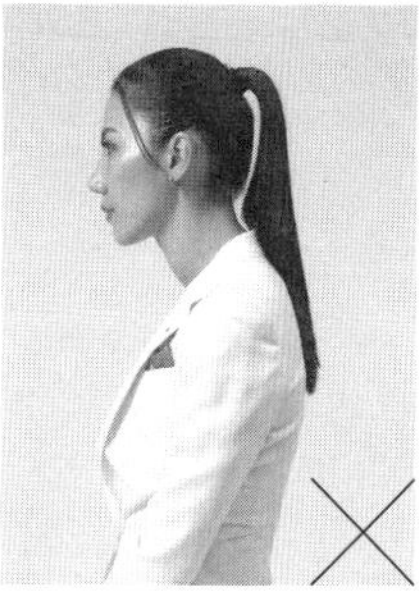

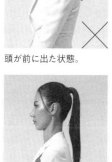

頭が前に出た状態。

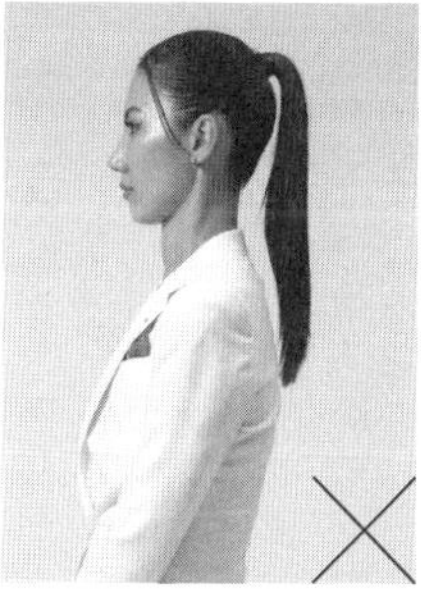

あごを下げた状態。

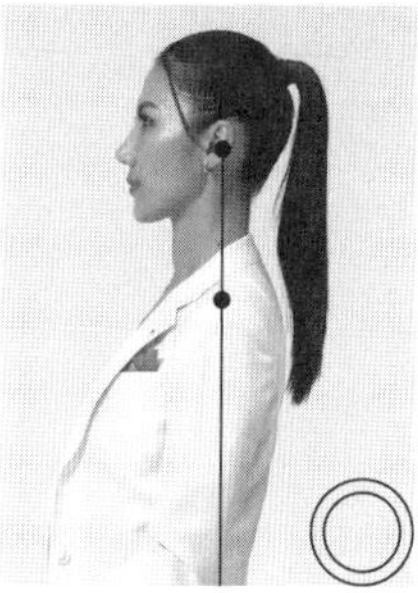

首を引いた状態。

横から見たとき、くるぶし・腰・肩・耳が一直線になっていればOKです。すべてのステップが終わったら、最後に呼吸を整えましょう。重心がカラダの真ん中に来ていて、見た目に美しく負担もかかりにくい立ち方の完成です。

慣れないうちは全身が力んでしまいがちですが、「必要な筋肉を使っている状態」と、「全身が硬直している状態」とは違います。肩が不自然に上がったり、腕や足首に力が入ったりせず、自然にリラックスしてこの立ち方をキープできる状態を目指しましょう。

また、「❷脚の内側をつける」と「❹骨盤を垂直に立てる」は、うまくできない方が多いステップです。レッスンにいらっしゃる生徒さんにもO脚や反り腰の方は多いので、O脚の方には「できなくとも内転筋を締める意識だけは持つ」、反り腰の方には「骨盤が垂直になっている感覚を知る」というようにお伝えしています。ですが、すでに骨が歪んでしまっていたり、生まれつきの骨格だったりするので、❷と❹がうまくいかない場合は、念のため整形外科や整体で状況を見てもらいましょう。

長時間立つときは？

長時間立ち続けて疲れを感じたときは、次のように足元をアレンジしてもＯＫです。

①つま先を拳1個分開ける

基本の立ち方のまま（かかとはつけたまま）、つま先を拳1個分開きます。体重を支える面積が増えるので、姿勢が安定して足が少し楽になります。

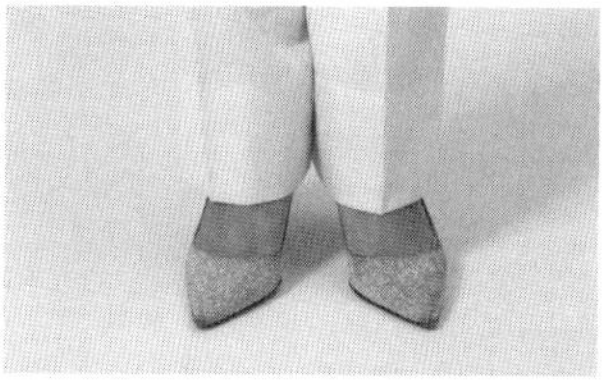

①つま先を拳1個分開いた状態。

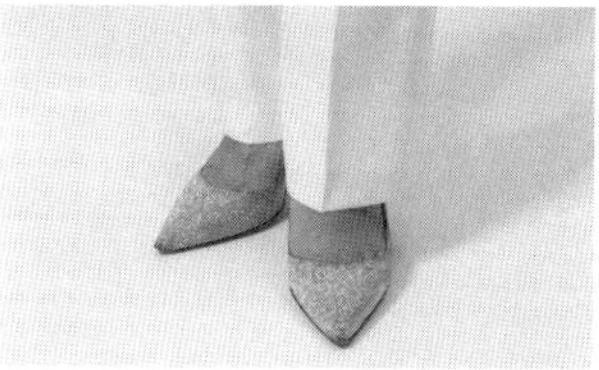

②片足を１歩後ろに引いた状態。

②片足を引いて少しつま先を外側へ向ける

基本の立ち方から片足を1歩後ろに引き、引いた足を少し外側に向けて開きます。こちらも体重を支える面積が増えるほか、正面から見ると引いた足と手前の足が重なって見えるので足元がコンパクトに収まり、エレガントです。

美しく立つためのストレッチ

ここでは、美しい立ち姿をつくるために役立つ、肩甲骨周りのストレッチ方法をご紹介します。

固まりがちな肩甲骨周りの可動域を確保できるほか、呼吸もしやすくなるので、お仕事中のリフレッシュにもおすすめです。また、**上半身は見た目の印象に大きく影響するので、肩甲骨周りを柔らかくしてデコルテを開くことができるようになると、存在感や美人度がグンとアップしますよ**。

ちなみに、肩甲骨周りがほぐれてきた実感があっても、これらのストレッチは毎日続けるようにしてください。というのは、ストレッチをやめると、肩周りがまた固まってしまうからです。すると、美しい姿勢を保ちにくくなるだけでなく、血行不良によって筋肉に酸素や栄養が十分届かず、肩凝りを引き起こすこともあります。

ここでは、続けやすさを重視してごく簡単なストレッチだけをセレクトしていますので、回数やタイミングにこだわるよりも「毎日コツコツ続ける」ことを大切にして取り組んでみてくださいね。

◆肩甲骨回し

肘を軽く曲げ、手を肩に置いて肩甲骨を前と後ろに回します。数回前へ回したら、今度は同じ回数後ろへ回してください。腕を回すのではなく、「肩甲骨を回す」ことを意識して行いましょう。

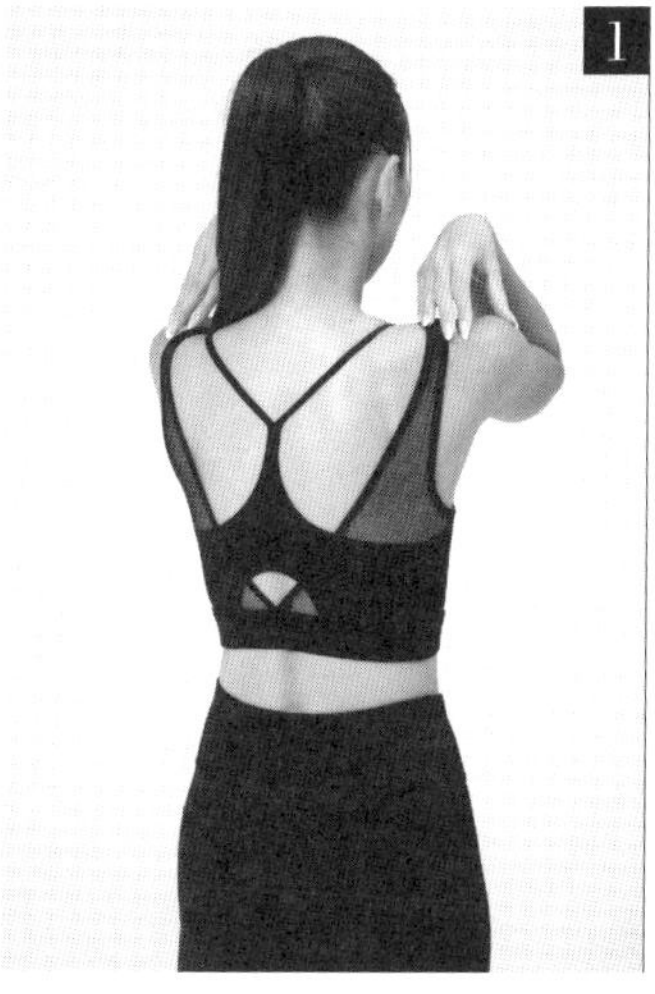

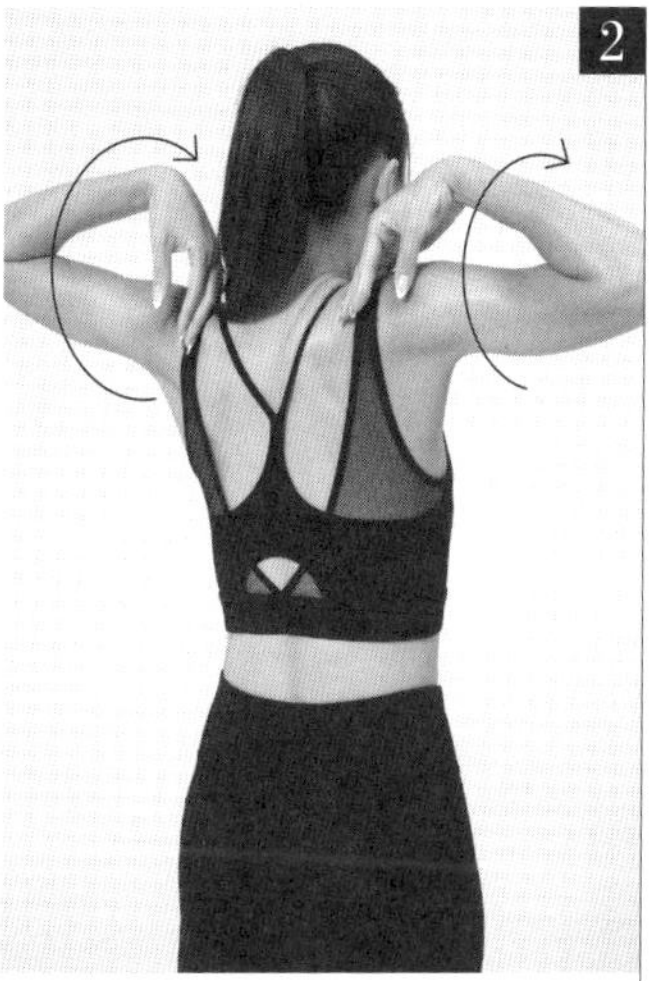

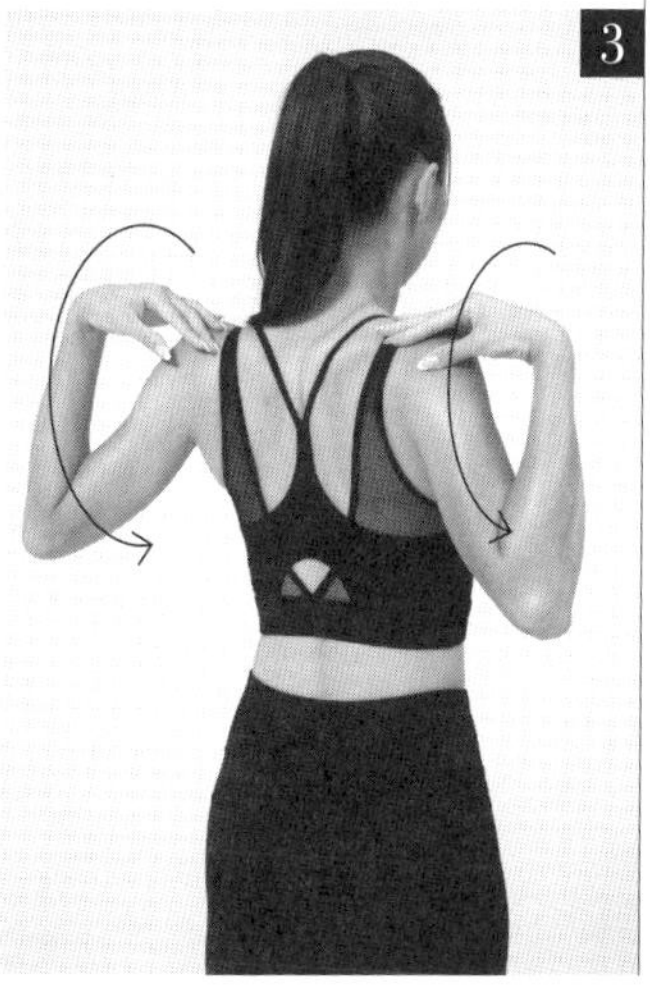

◆肩甲骨ひねり

頭の上に両腕を上げ、手のひらを内から外へ返しながら、肘を腰の真横まで下ろしましょう。このとき、腕だけではなく、肩甲骨を動かすことを意識してください。

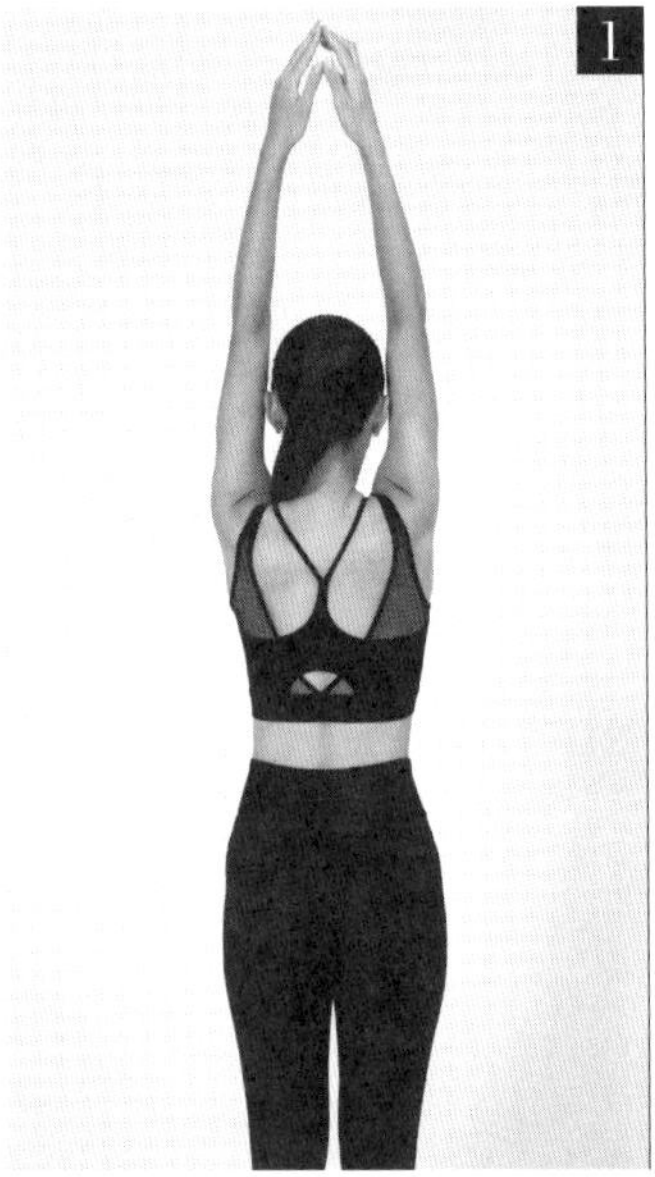

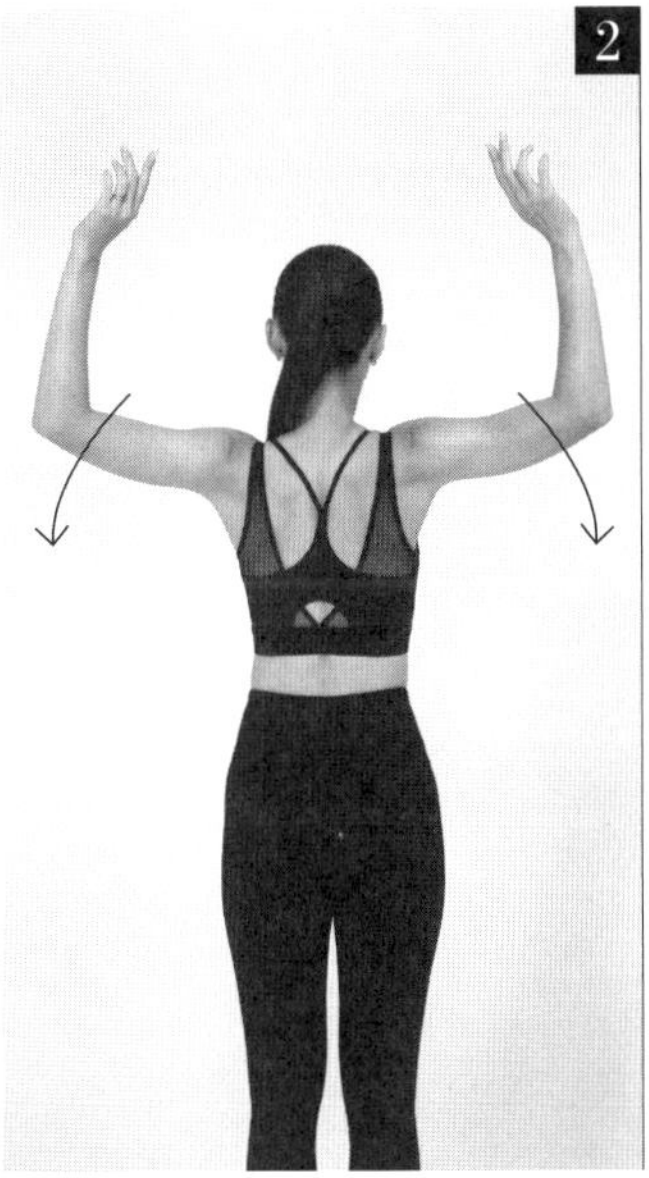
2

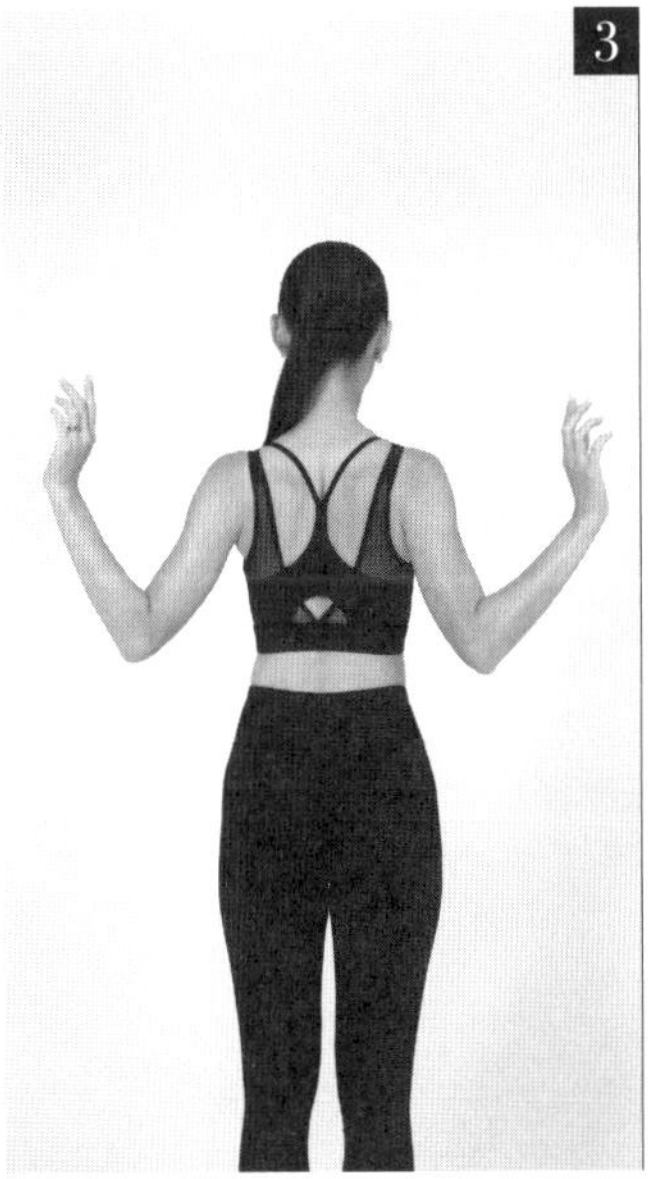
3

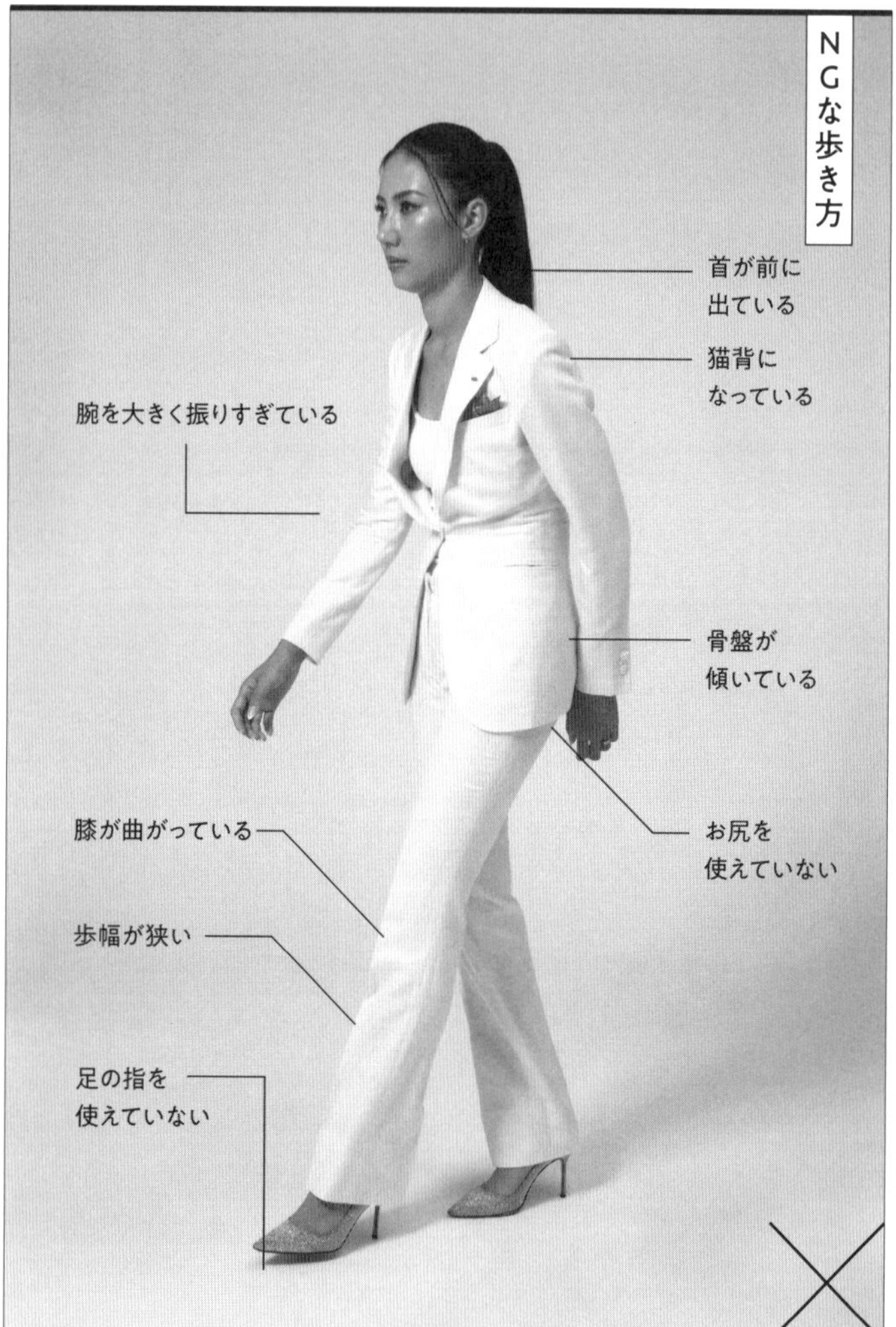
NGな歩き方
首が前に
出ている
猫背に
なっている
腕を大きく振りすぎている
骨盤が
傾いている
お尻を
使えていない
膝が曲がっている
歩幅が狭い
足の指を
使えていない

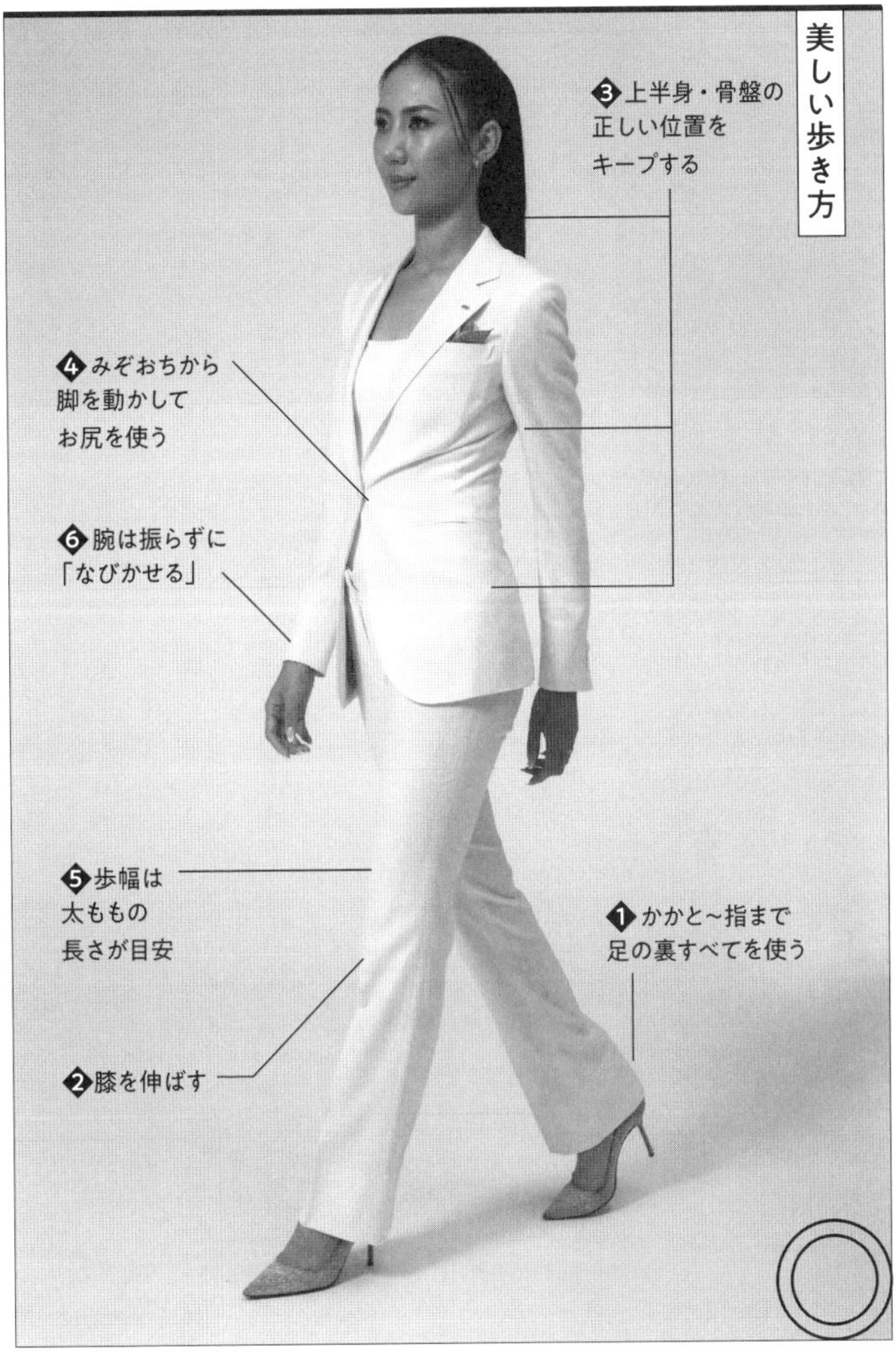
美しい歩き方
❸上半身・骨盤の正しい位置をキープする
❹みぞおちから脚を動かしてお尻を使う
❻腕は振らずに「なびかせる」
❺歩幅は太ももの長さが目安
❶かかと～指まで足の裏すべてを使う
❷膝を伸ばす

美しい歩き方のポイント

膝が曲がっている、歩幅が狭いなど、無意識のクセが出やすいのが歩き方。美しい歩き方はモデルでも訓練が必要な難しい技術です。ですが、カラダにクセがつけば一生もの。これからお伝えするポイントを、一つひとつ意識して改善していきましょう。

❶かかと～指まで足の裏すべてを使う

歩くときは、かかとから足の指まで全部を使って、地面を掴む意識で歩きましょう。多くの方は、歩くときに足の指まで使えていません。特に小指の力が抜けてしまっていることが多いのですが、足の小指を使えていないと、足元がふらついたり、力が外に逃げて脚の筋肉が外側に張ってきたりしてしまいます。

86ページから、足の指を使えるようになるセルフトレーニングをご紹介します。

❷膝を伸ばす

膝を曲げてペタペタ歩くのはNG。79ページからの足の運び方を実践すると膝が曲がるのを防げます。

❸上半身・骨盤の正しい位置をキープする

美しい立ち方と同じように、「首を後ろへ引く」「肩甲骨を引き寄せる」「骨盤を垂直に立てる」ことを意識しましょう。これらは歩くと崩れやすくなるので要注意です。

❹みぞおちから脚を動かしてお尻を使う

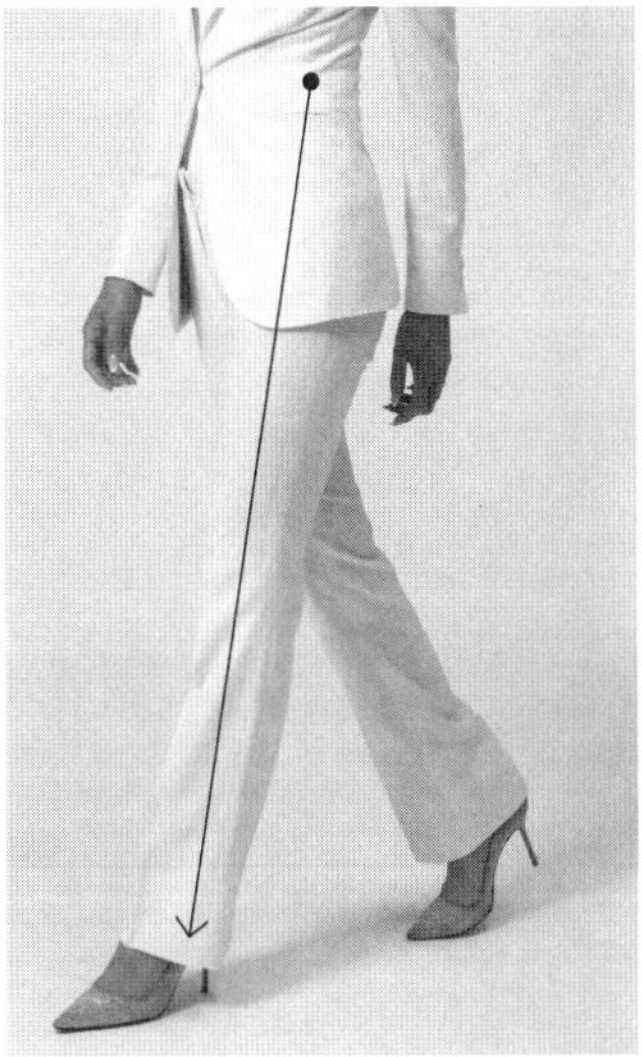

みぞおちから下が脚。

脚は太ももの付け根から生えているように見えますが、筋肉の構造的には「みぞおちから下が脚」です。歩くときは、みぞおちから脚を動かすイメージで歩いてみましょう。

すると、お尻の筋肉を使いやすくなってヒップアップ効果が期待できるほか、歩幅がほどよく広がり、脚自体も長く見えます。

❺歩幅は太ももの長さが目安

歩くときの歩幅は、ご自身の太ももの長さくらいが目安です。膝を90度に曲げて持ち上げ、その真下に足を下ろしてみると、ご自身にとってちょうどよい歩幅がわかります。

また、太ももの付け根から歩いていると歩幅が狭くなりがちですが、みぞおちから歩く意識を持つことで、正しい歩幅を確保しやすくなりますよ。

❻腕は振らずに「なびかせる」

「歩くときは腕を振るもの」というイメージをお持ちの方は多いのですが、美しくエレガントに歩くには「カラダに沿ってなびかせる」のが正解です。

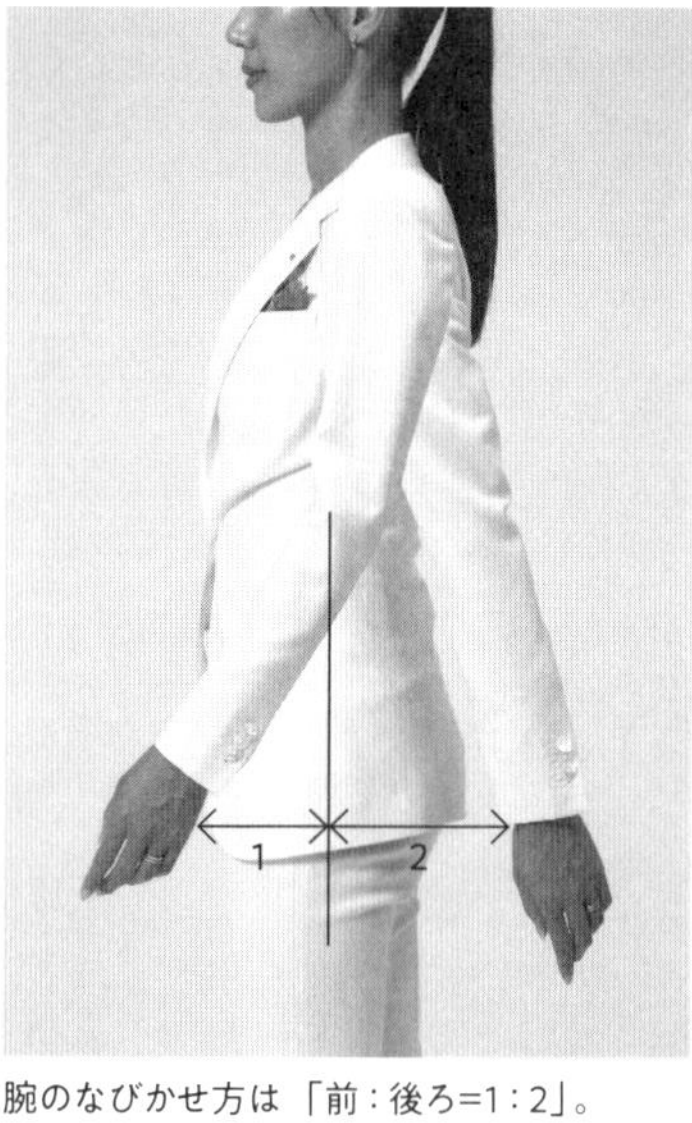

腕のなびかせ方は「前：後ろ=1：2」。

「前：後ろ＝１：２」の割合で、前は少し、後ろへやや多めに腕をなびかせましょう。また、腕は肩甲骨から動かすのがポイントです。

ヒールで歩くときの足の運び方

ヒールのときは、「１本のラインを踏むように」歩きます。そのため、脚はカラダのやや内側に向かって出し、軽くクロスさせるように歩くのがポイントです。

1 膝とつま先を内側へ向ける

膝とつま先をカラダのやや内側へ向け、脚を前に出す準備をします。

2 脚を前に出す

膝下を前へ持ち上げ、後ろ脚の真正面へ出します。出すときのポイントは、「かかとではなくつま先から出す」「膝は曲げない」という2点です。

また、このときに「太ももの長さくらいの歩幅」を確保することも意識します。

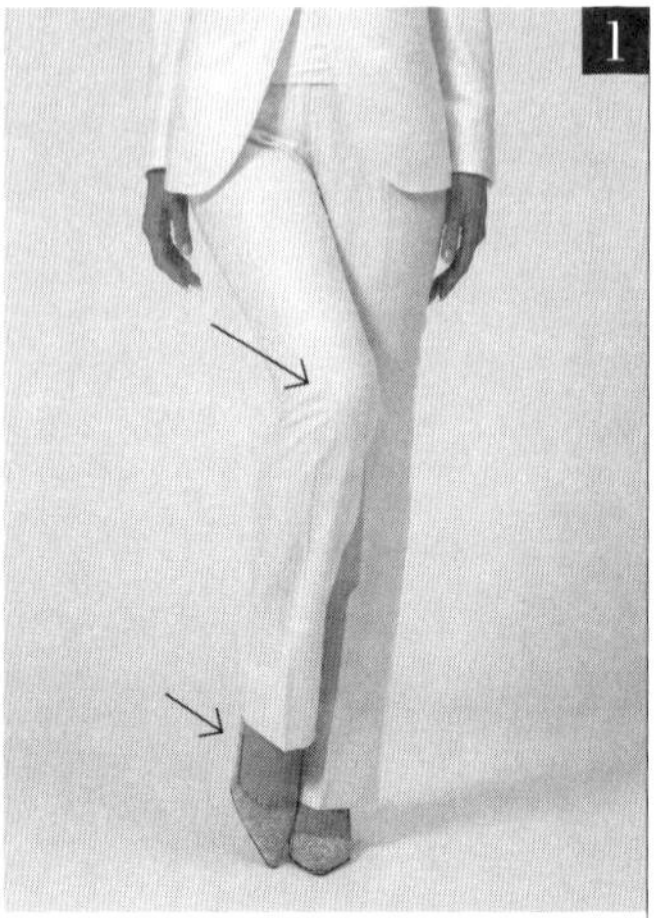

膝とつま先を内側へ向ける。

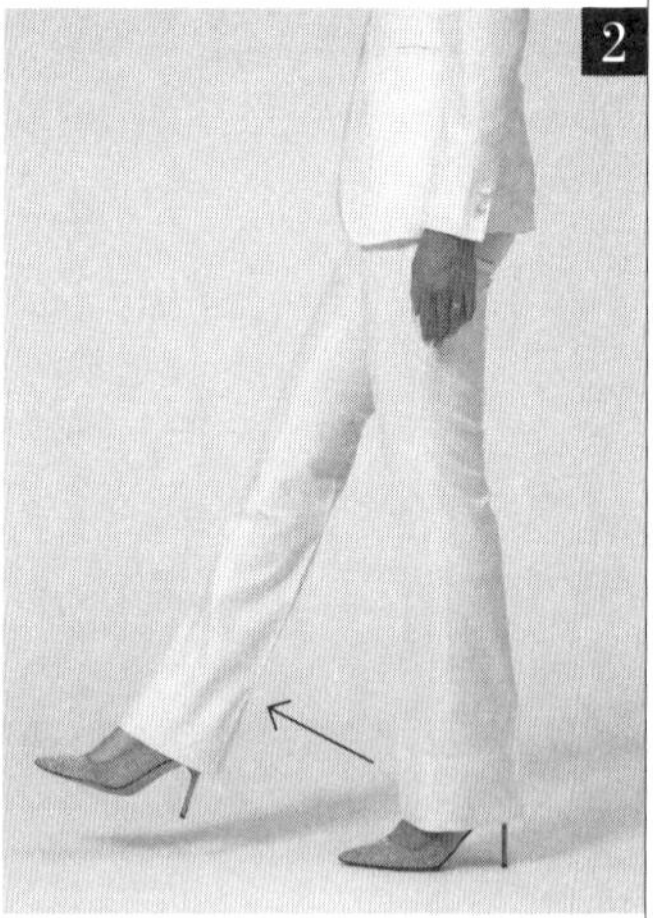

脚を前に出す。

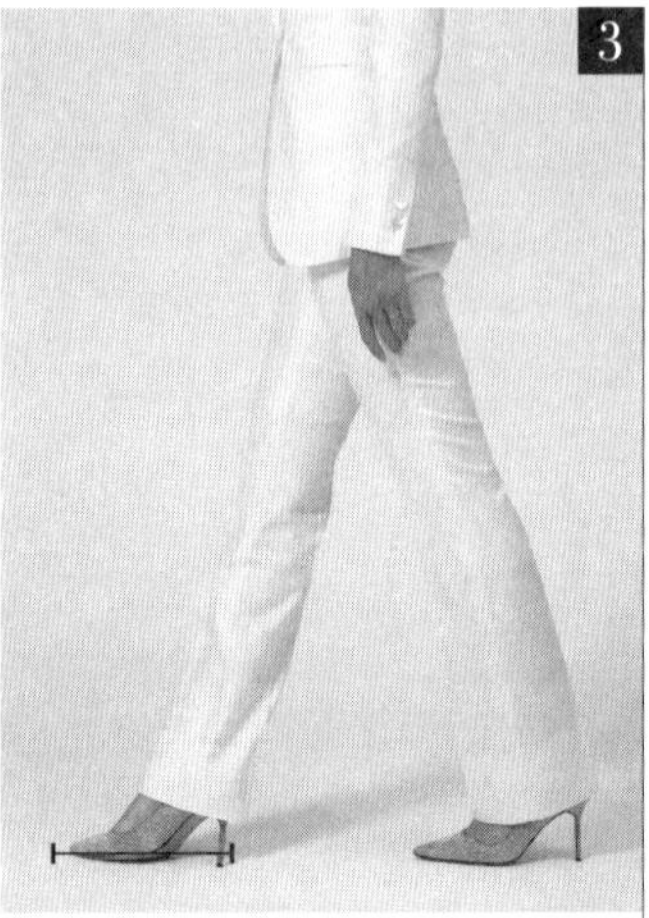

足の裏全体を着地させる。

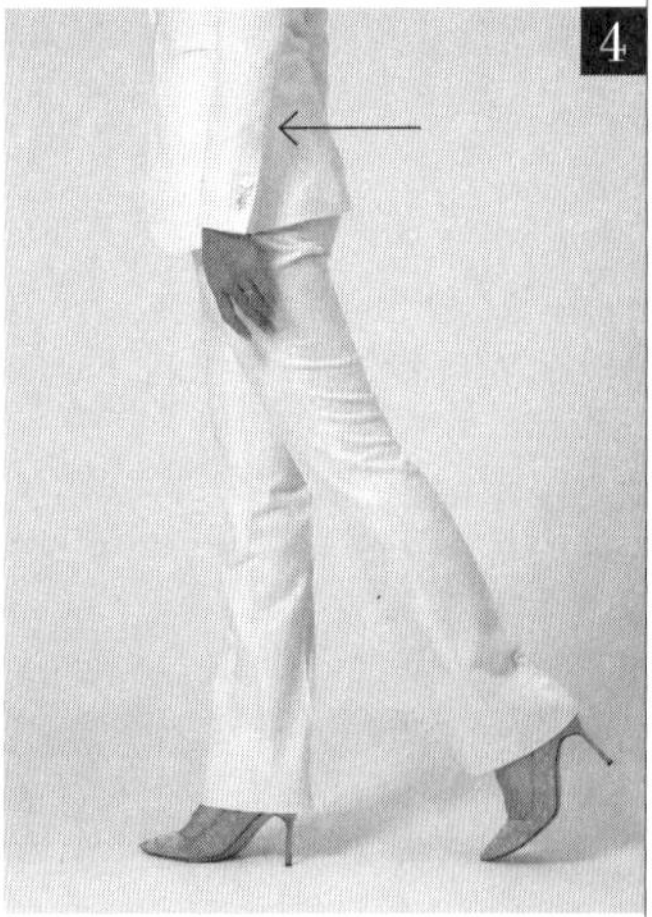

カラダの重心を前へ送る。

3 足の裏全体を着地させる

出した脚を着地させます。ヒールの場合は自分が歩くまっすぐなラインを想像し、「足の親指をそのラインより1センチだけ外側へ向ける」のが、美しい着地の仕方です。

また「つま先とかかとをなるべく同時に着地させる」ことで、耳障りになりがちな靴音を抑えられるほか、膝への負担、靴自体へのダメージも減らせます。

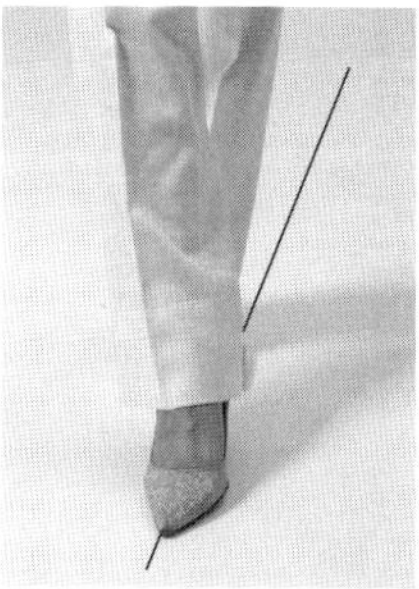

1本のラインの上を歩く意識で。

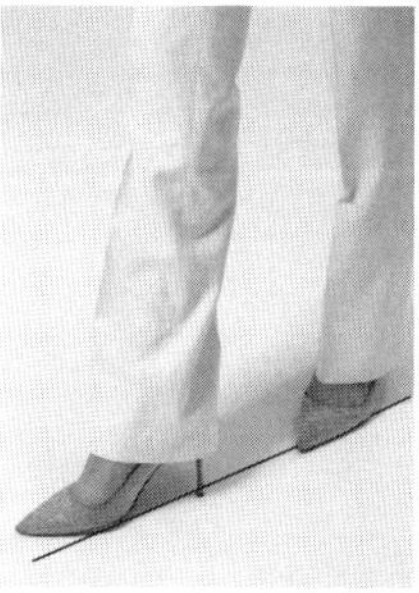

足の親指はラインより1cm外側へ。

4 カラダの重心を前へ送る

脚を着地させてから、カラダの重心を前へ送ります。
反対側の脚も、同じように動かします。

フラットシューズで歩くときの足の運び方

フラットシューズのときは、「1本のラインに沿って」歩きます。ヒールのようにラインの上を歩くのではなく、脚をそのまま正面へ向かって出すのがポイントです。

1 膝とつま先を正面へ向ける

膝とつま先を正面へ向け、脚を前に出す準備をします。

2 脚を前に出す

膝下を前へ持ち上げ、そのまままっすぐ正面へ出します。ヒールの場合と同じように、「かかとではなくつま先から出す」「膝は曲げない」という2点を意識しましょう。

3 かかとから着地させる

出した脚を着地させます。フラットシューズの場合は、かかとから着地します。

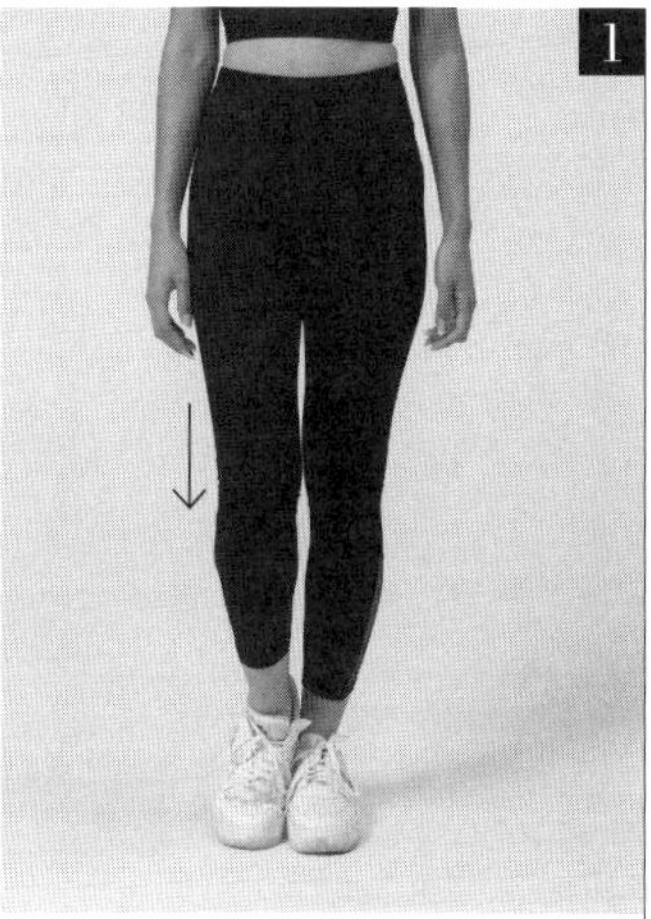

膝とつま先を正面へ向ける。

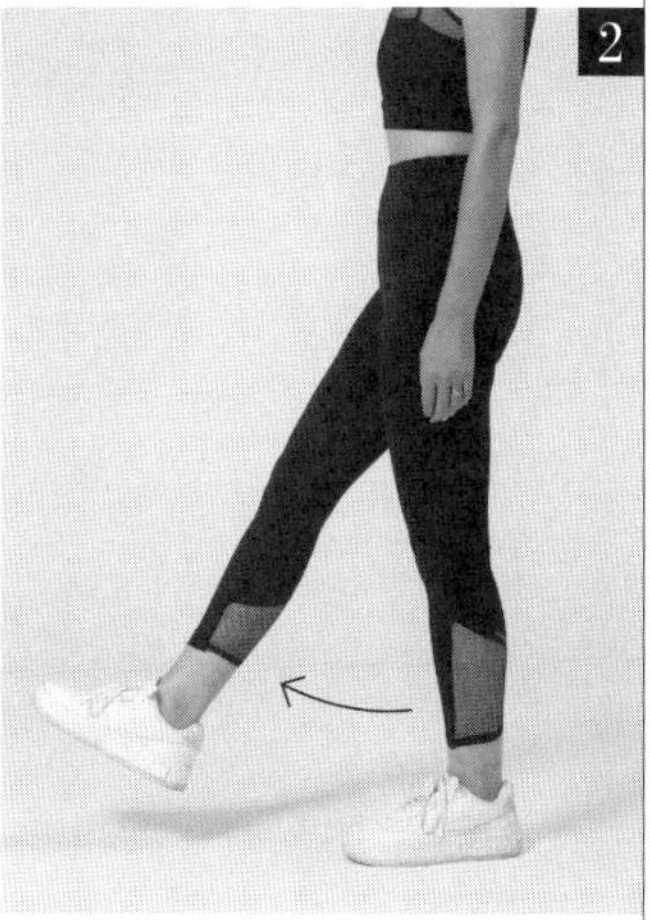

脚を前に出す。

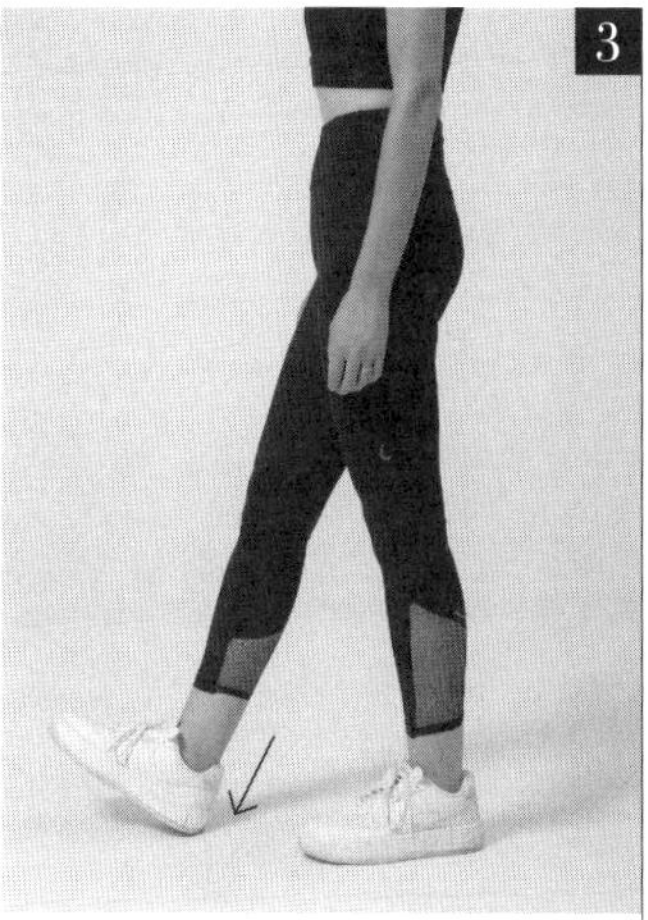

かかとから着地させる。

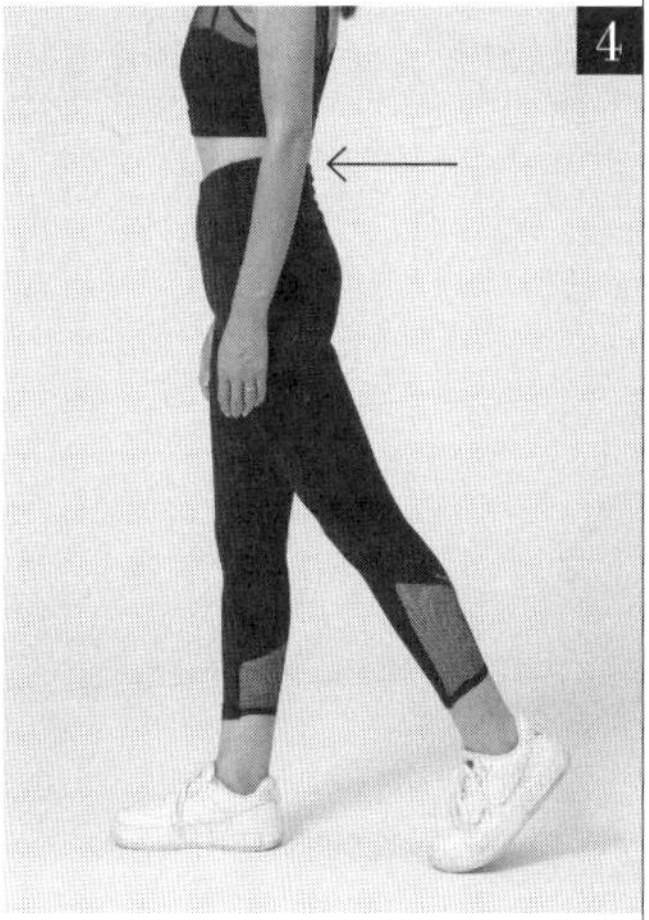

カラダの重心を前へ送る。

4 カラダの重心を前へ送る

脚を着地させてから、カラダの重心を前へ送ります。反対側の脚も、同じように動かします。

美しい歩き方のポイントをご紹介してきましたが、これらを最初からすべてクリアできる方はほぼいらっしゃいません。最初は「1、2、3、4」とゆっくり数えながら各ステップをていねいに繰り返してみてください。初めのうちは足の感覚をつかむために裸足で行うのがおすすめです。日常生活で歩くときも、ひとつずつで構いませんので、「今日は手を前：後ろ＝1：2でなびかせてみよう」「あの駅まではかかとから指先まで足の裏全部を使って歩こう」など、正確に意識してカラダに落としこんでいくとよいでしょう。

また、歩き方では「ヒールを履くと膝が曲がってしまう」というご相談が多いのですが、これは足の運び方のほかに、筋力不足も原因のひとつです。体幹を鍛えたり、つま先立ちトレーニング（90ページ）でふくらはぎを鍛えたりしてみましょう。何より、正しいカラダの使い方を日頃から意識することが一番の筋トレになりますよ。

靴の選び方

美しく歩くには、サイズが合っている靴を選ぶことも大切なポイントです。

靴を購入するときは、必ず試着してサイズを確認しましょう。

特にヒールの場合、サイズが合っていないと足元がふらついたり、膝が曲がったりしやすくなってしまいます。できればあなたの足の形に合ったオーダーメイドのヒールを購入するのが理想ですが、お金も時間もある程度かかります。予算を抑えたい、近くにお店がないという場合は、既製品のなかからサイズが合うものをていねいに選べばOKです。

選ぶときは、履いてつま先立ちをしてもかかとがパカパカしないことを目安にするとよいでしょう。

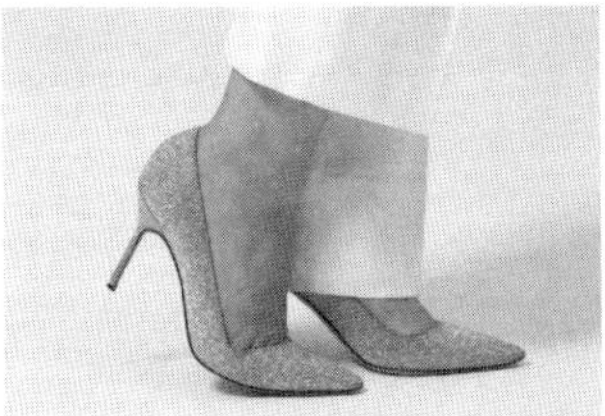

ヒールを履いたままつま先立ちしても、かかとが靴から外れないことが目安のひとつ。

美しく歩くためのセルフトレーニング

カラダのバランスを保ちながら歩くには、足の指すべてを使って体重を支える必要もあります。ですが、多くの方は足の指を使えていないようです。特に小指を使えていない方は多いのですが、この状態では脚の外側の筋肉で体重を支えることになるので、脚がだんだん外側に張り出し、一緒に骨盤も開いてきてしまいます。

脚もお尻も外側に広がると、下半身が実際より太って見えてしまうことも。また、骨や筋肉が歪んだ形のまま固まってしまい、最終的には脚が湾曲してしまうこともあるので注意が必要です。こうした状態を防ぐために、次のトレーニングを習慣づけることをおすすめします。

◆足指グーパー

足の指に力を入れる、簡単なトレーニングです。足の指を付け根から握って「グー」、足の指全部が離れるように「パー」を繰り返します。

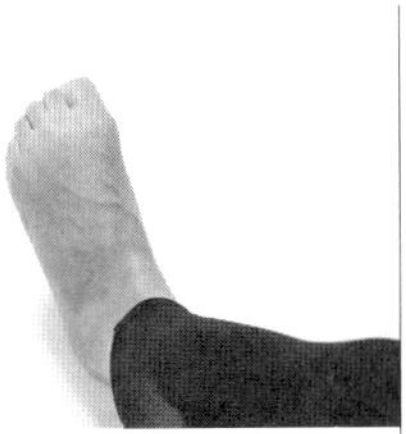
足の指をギュッと握る。

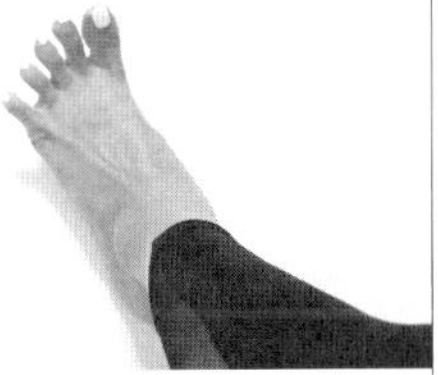
足の指を思いきり開く。

◆足の指でゴルフボールを掴む

ゴルフボールを足の指で掴むのも、足の指を使うトレーニングになります。足の指でゴルフボールを掴んだら、そのまま持ち上げてキープしてみましょう。

ついでに足の裏をまんべんなく使って床に置いたゴルフボールを転がすと、足の裏から血流がよくなり、全身がほぐれて軽くなります。疲れをリセットしたいときに行ってみてください。

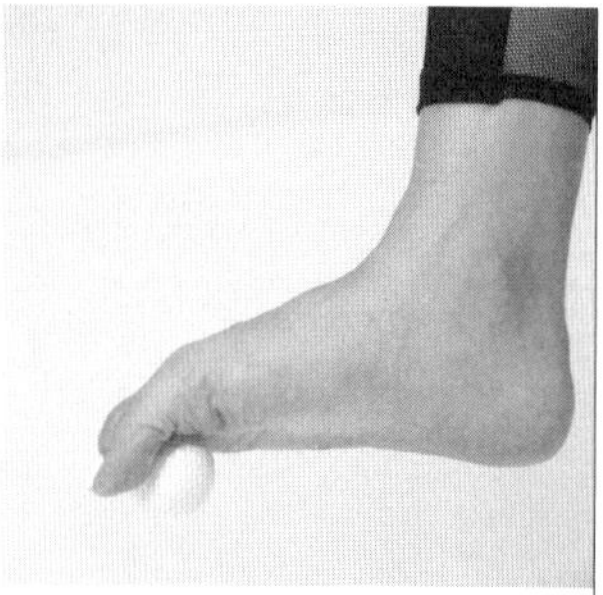

足の指でゴルフボールを掴む。

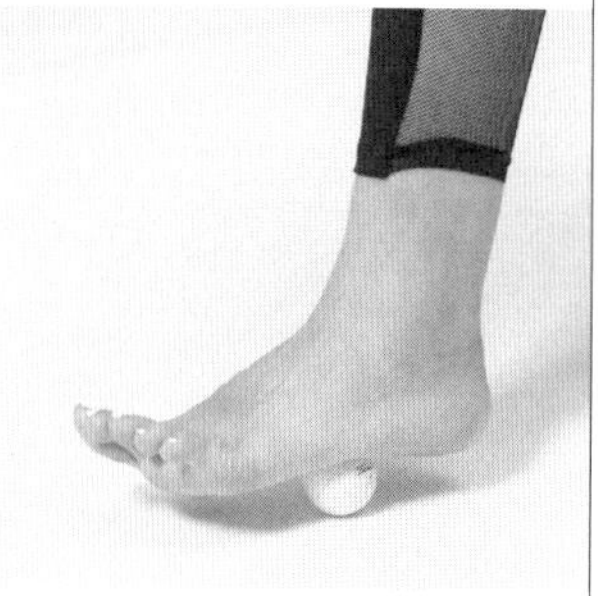

ボールを転がして足の裏をマッサージ。

◆寝指を治す

足の小指に力が入りにくい場合は、市販の「内反小趾《ないはんしょうし》サポーター」を使うか、はだしになって小指の間に硬めのものを挟んでみましょう。写真のように折りたたんだ紙（ティッシュや切ったチラシなど）でも構いません。ただし、小指が薬指側に入ろうとする力に負けないよう、なるべく硬めにつくってください。この状態で家の中を歩き回ったりするだけで、歩くときに小指に体重が乗る感覚がわかりやすくなります。

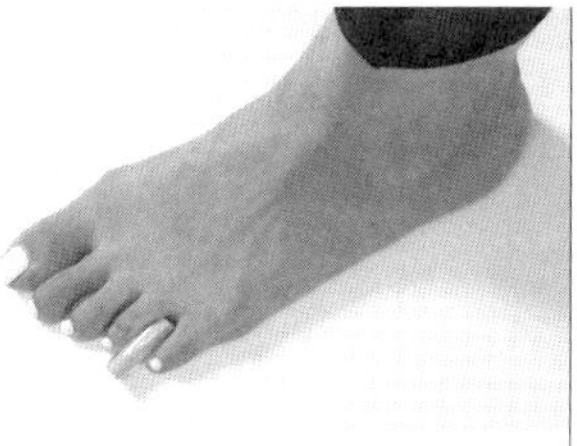
小指が薬指側に寝るのを防ぐ。

◆足の小指マッサージ

足の小指が外側に寝てしまっていると、うまく力が入りません。お風呂に入ったときなどに、小指の爪が真上を向くように手でマッサージしてあげるとよいでしょう。

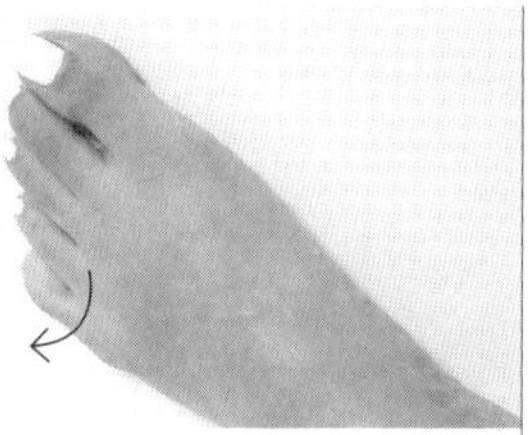
小指が寝ている状態。

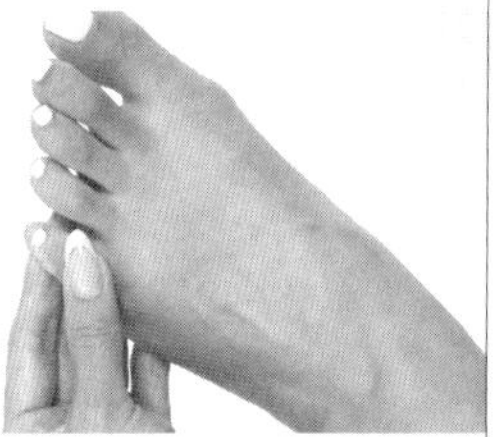
小指が上を向くように起こす。

◆つま先立ちトレーニング

ヒールを美しく履きこなすには、脚の筋肉をつけておく必要があります。美しい立ち方（63ページ）をキープしたまま、つま先を少しだけ開いてかかとのアップダウンを繰り返しましょう。ドライヤーで髪を乾かすとき、歯磨きをするときなど、立っているついでに行うのがおすすめです。また、普段からときどきヒールを履く機会をつくるのも効果的ですよ。

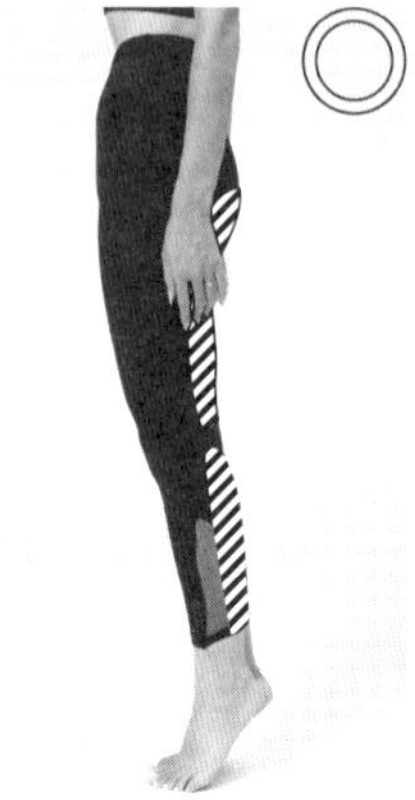

真上に伸び上がる。

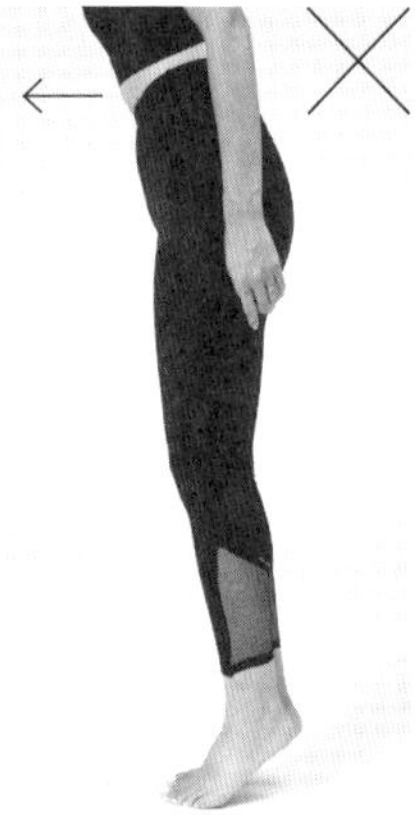

カラダが前傾してしまうのはNG。

◆フォームローラーを使ったふくらはぎケア

ふくらはぎの筋肉は歩くのに必要なだけでなく、血液やリンパを全身に巡らせるポンプの役割も果たす「第二の心臓」といわれています。筋肉がしっかり働けるように、フォームローラー（筋膜ローラー）を使ってむくみをスッキリ解消しましょう。

フォームローラーを土踏まずに当て、しっかり体重を乗せてアキレス腱からふくらはぎにかけてを伸ばします。筋肉が伸びて気持ちいいと感じるくらいの力加減で、ゆっくり行うのがポイントです。

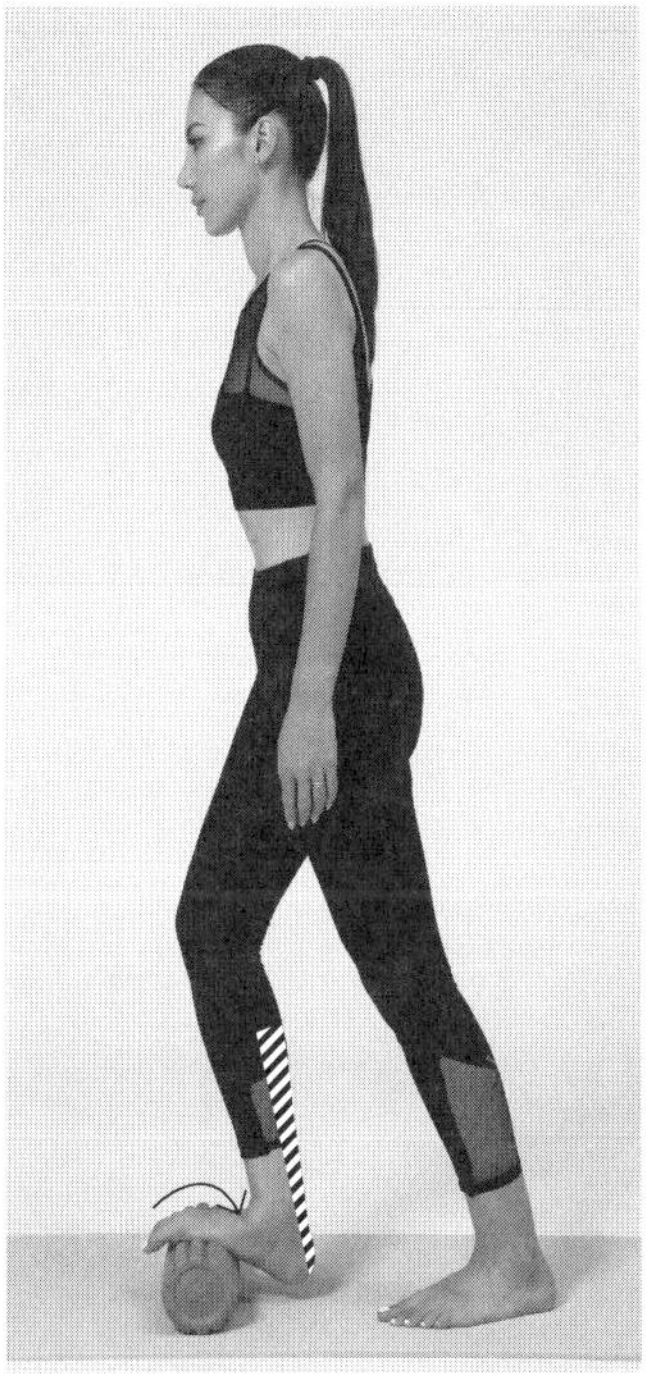

体重をかけてよく伸ばす。

◆フォームローラーを使った脚～お尻のケア

お尻から下の筋肉をほぐし、リンパを流してむくみを解消するケアです。脚をたくさん使った日はもちろん、普段から朝晩のケアとして行ってみましょう。長時間座り続けていた日の脚のむくみにも有効です。

片方の足首をフォームローラーに乗せ、両手を床について腰を浮かせます。その体勢のまま腕の力で腰を前に動かし、フォームローラーをゆっくり脚の裏側からお尻まで転がして移動させます。お尻まで来たら、また足首のほうまでフォームローラーが戻るように腰を後ろへ動かします。腰はずっと浮かせたまま、床についた片脚を屈伸させてバランスを取りましょう。

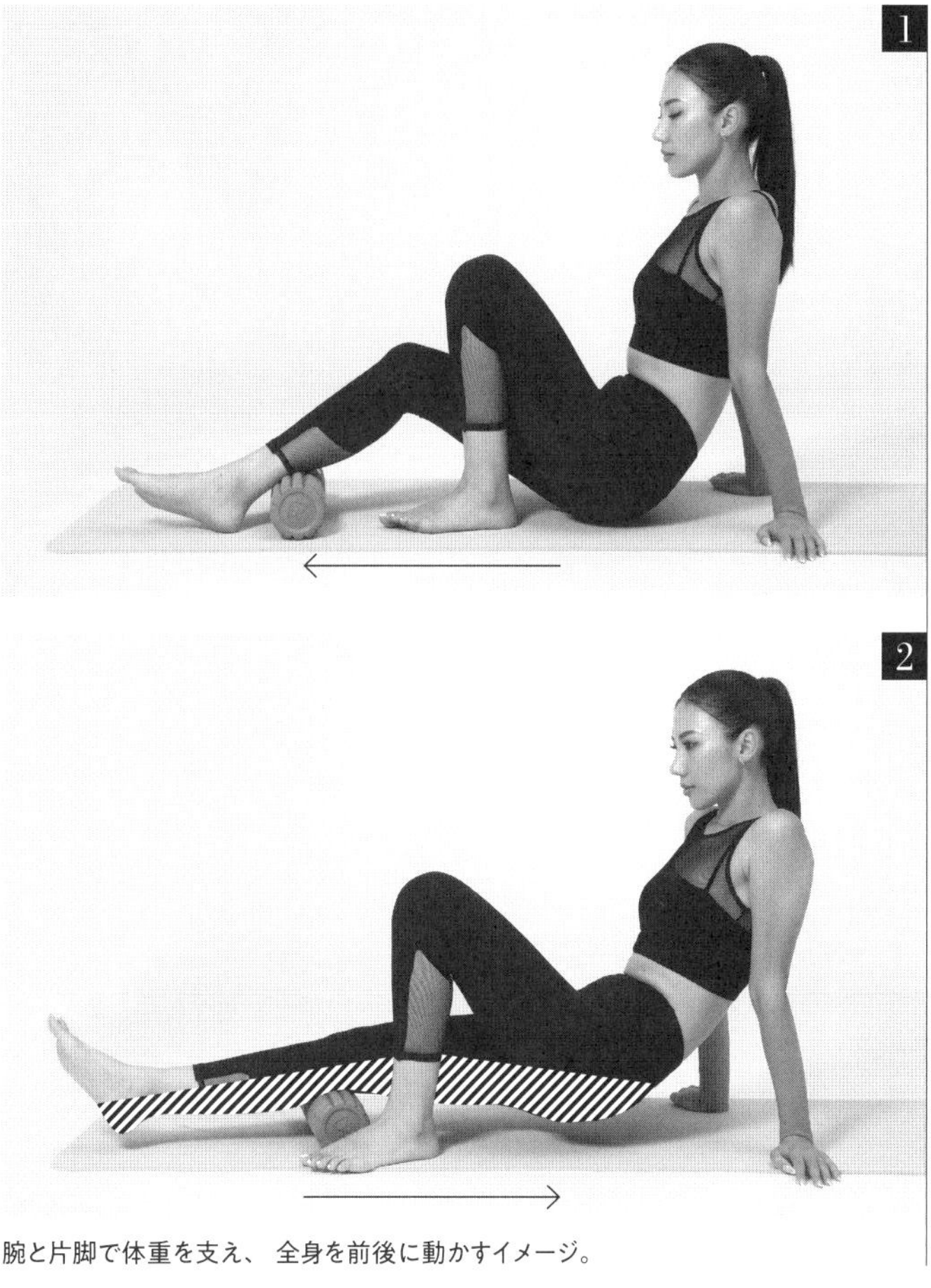

腕と片脚で体重を支え、 全身を前後に動かすイメージ。

美しい姿勢3——座り方

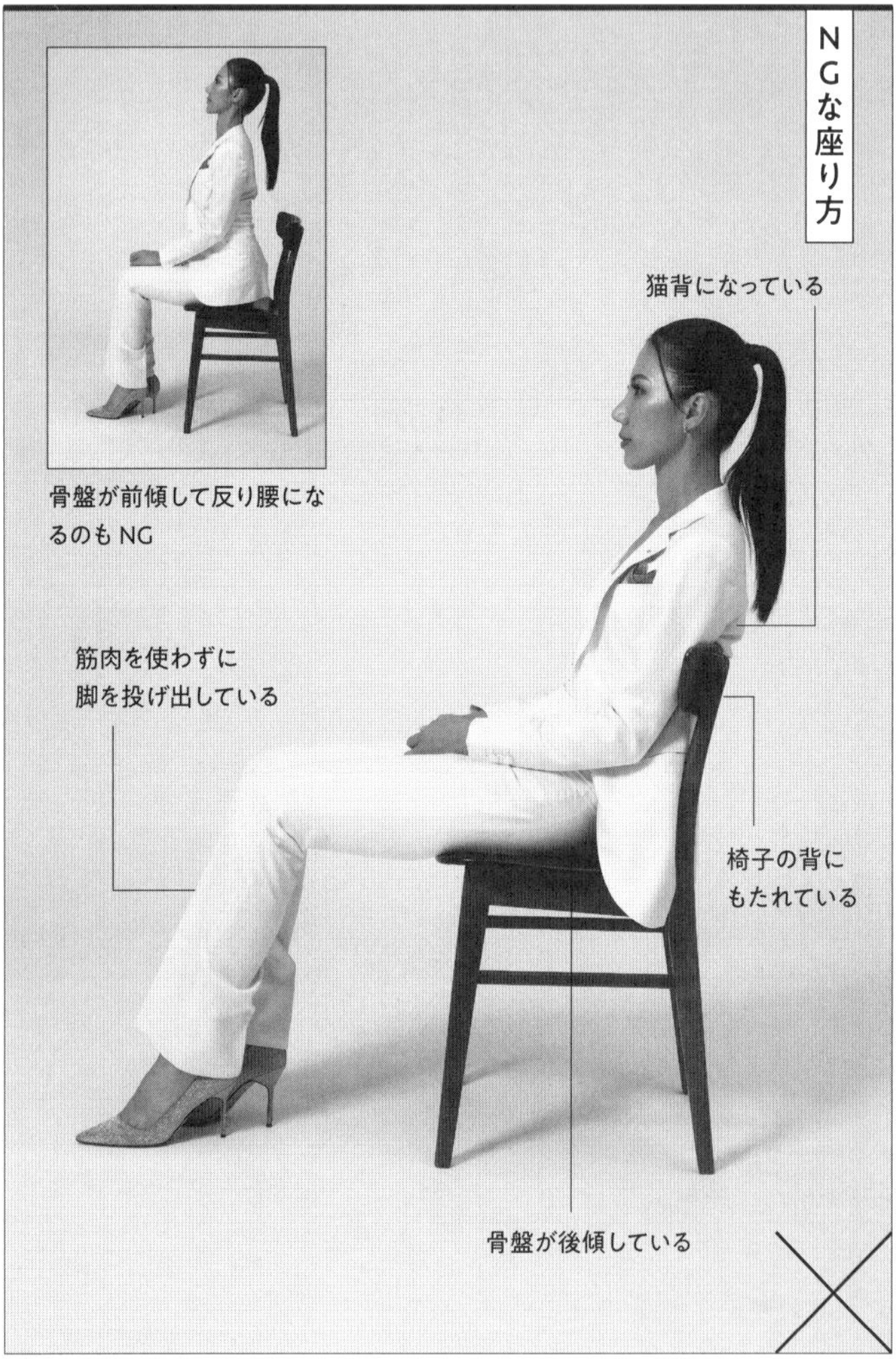
NGな座り方
骨盤が前傾して反り腰になるのもNG
猫背になっている
筋肉を使わずに脚を投げ出している
椅子の背にもたれている
骨盤が後傾している

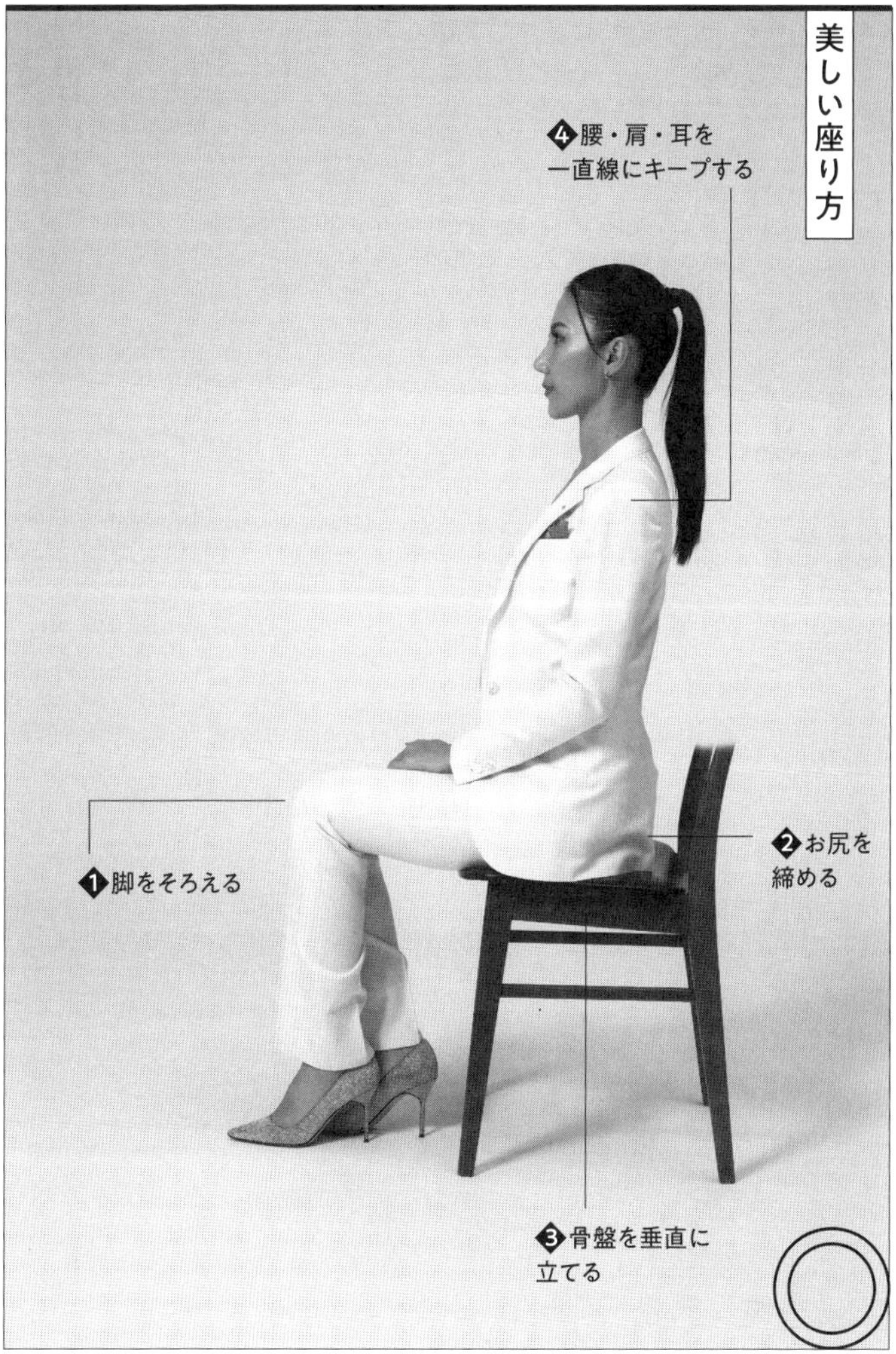
美しい座り方
❹腰・肩・耳を
一直線にキープする
❶脚をそろえる
❷お尻を
締める
❸骨盤を垂直に
立てる

美しい座り方のポイント

美しい座り方は、美しい立ち方の応用です。上半身は立ち方で意識したポイントをおさらいしつつ実践してみてください。また、姿勢よく座っているつもりが反り腰になっているということも多いです。美しく座ることで、腰痛の改善にもつながりますよ。

❶脚をそろえる

両足のつま先とかかとをそろえます。

さらにふくらはぎの内側・膝の内側をつけ、脚をそろえます。脚を閉じるには、太ももの内側の内転筋を使います。女性は膣を締めるイメージをすると行いやすいでしょう。

脚を閉じていれば、前ページのように足を前後にずらし、角度を付けてもOKです。

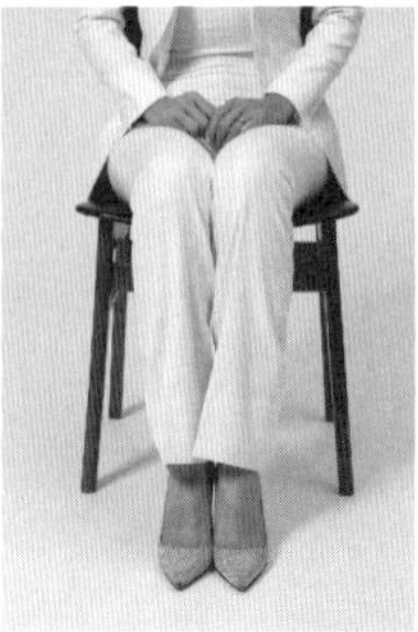

正面から見た脚のそろえ方。

❷お尻を締める

お尻の穴に力を入れて、お尻を締めます。お尻の側面に力を入れると、単にお尻の形が潰れるだけになってしまうので注意しましょう。

❸骨盤を垂直に立てる

椅子の座面に対して、骨盤を垂直に立てます。

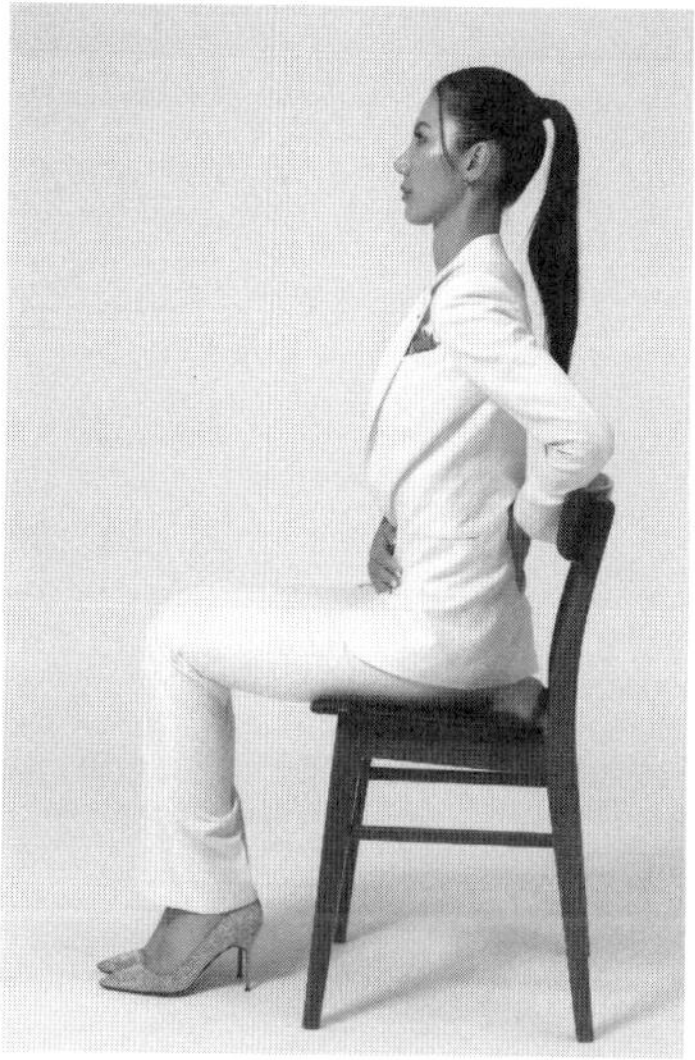
正常な骨盤の状態。

骨盤の角度を確認するには、立ち姿勢と同じように両手をおへその下と腰に当ててみましょう。おへそ側が下がっている場合は、骨盤が前傾して反り腰になっています。腰側が下がっている場合は、骨盤が後傾しています。

❹腰・肩・耳を一直線にキープする

横から見たとき、「腰の上に肩」「肩の上に耳」というように、腰・肩・耳を結んだラインがまっすぐ一直線になっていることを確認しましょう。

椅子の背もたれにカラダを全部預けないように注意すると、姿勢をキープしやすくなります。

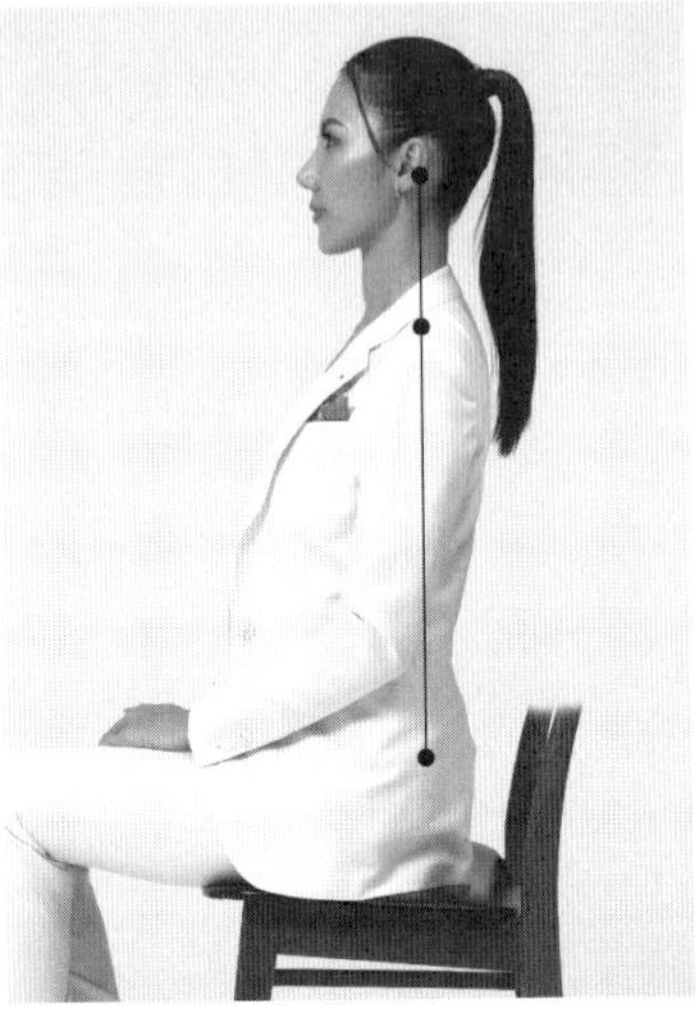

背すじがまっすぐ伸びている。

美しく座るというのも、とても難しいことです。最初は膝をつけるだけでも辛く感じるでしょう。ですが、正しい姿勢がカラダになじんでくると、膝をつけて骨盤を立てているほうが疲れなくなってきます。自然にこの座り方ができるようになるまで、意識と継続でコツコツ取り組んでみてくださいね。

魅せる座り方

椅子に座って写真を撮るときなどに使いたい、「魅せる座り方」もマスターしてみましょう。ただし、腹筋や内転筋、背筋などたくさんの筋肉を使うため、無理をしてカラダを傷めないよう、行うのは短時間にとどめておくのがおすすめです。

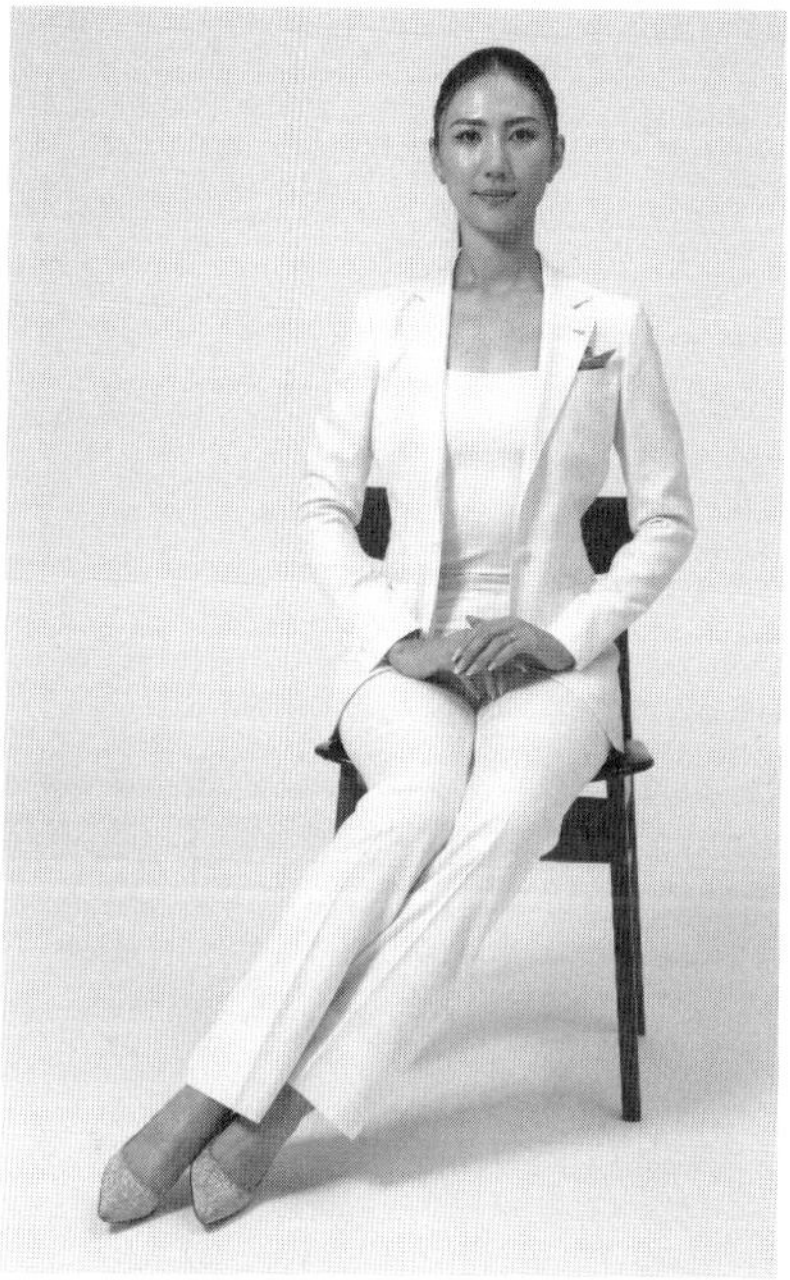

脚はそろえたまま流す。

・脚を流す

基本の座り方の姿勢をキープしたまま、そろえた脚の膝から下を横に流します。

脚が長く、エレガントに見える座り方です。

・脚を組む

脚を組むと骨盤が歪むことがあるため、基本的にはおすすめしていません。ただ、魅せる座り方をしたいときだけ、骨盤が歪まないように脚を組む方法があります。基本の座り方の姿勢をキープしたまま、腹筋で片脚を持ち上げ、下になる脚の太ももに軽く乗せましょう。そのまま両脚を横に流し、足を少し前のほうに出します。筋力的にはかなりきつい姿勢ですが、艶やかなオーラを演出する効果は抜群です。

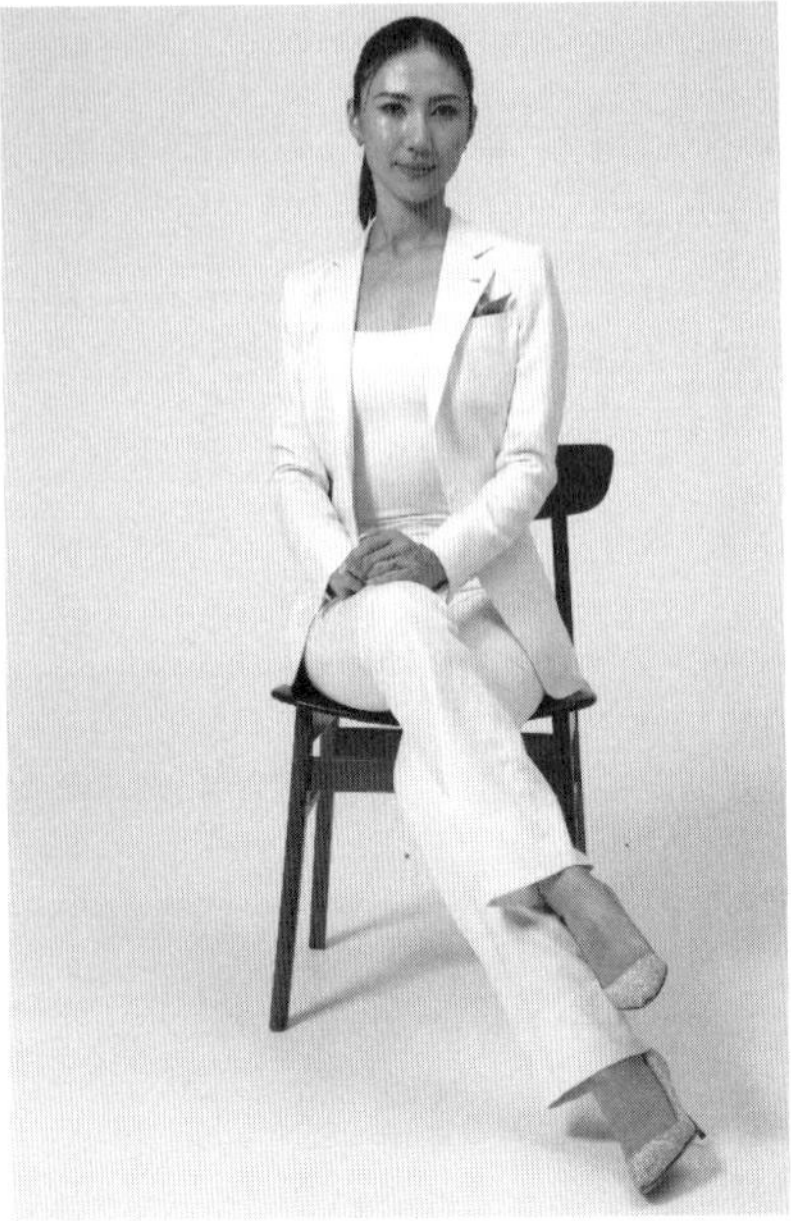

艶やかさが際立つ高難度な座り方。

　ちなみに、腹筋を使わず単に脚を組むポーズが楽に感じたり、それがクセになっているという場合は、カラダが歪んでいるサインなので注意してください。

シチュエーションに合わせた座り方

日常生活のさまざまなシチュエーションに合わせて、いつでも美しく座るためのポイントも覚えておきましょう。

・電車で座るとき

普段は浅めに腰掛けたほうが姿勢をキープしやすいのですが、電車の中では膝が前に出すぎると前に立つ人などにぶつかり危険です。なるべく深く腰掛けて膝を引きつつ、骨盤はしっかり立てるようにしましょう。

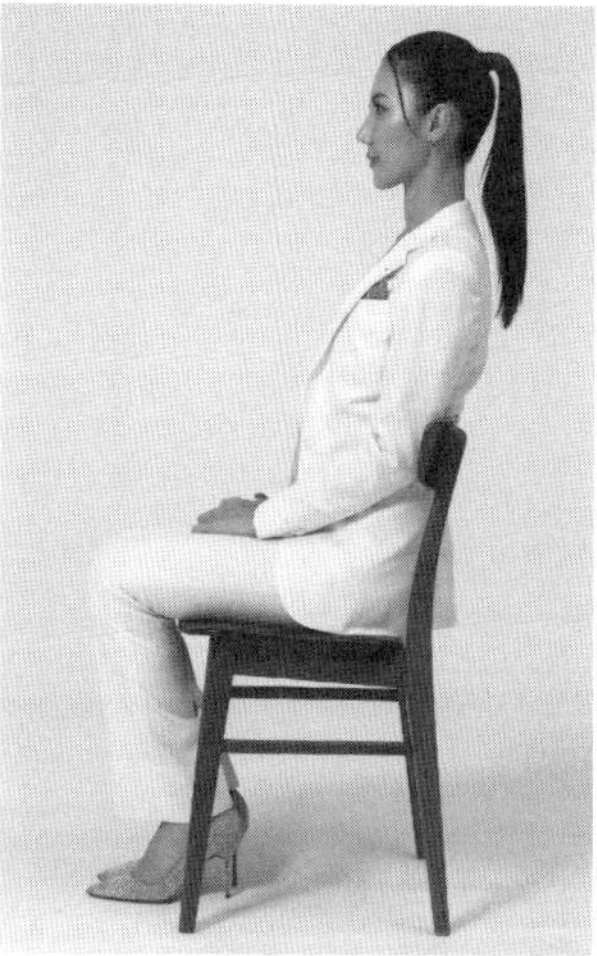

電車では深く腰掛けて、膝を引く。
骨盤の角度に注意。

・ノートＰＣを使うとき

ノートＰＣを使うときは、台などを使って画面の高さを目線に合わせると姿勢をキープしやすくなります。台を使えない場合は、ＰＣをカラダからやや遠めに置くようにすると、首が前に出るのを防げます。

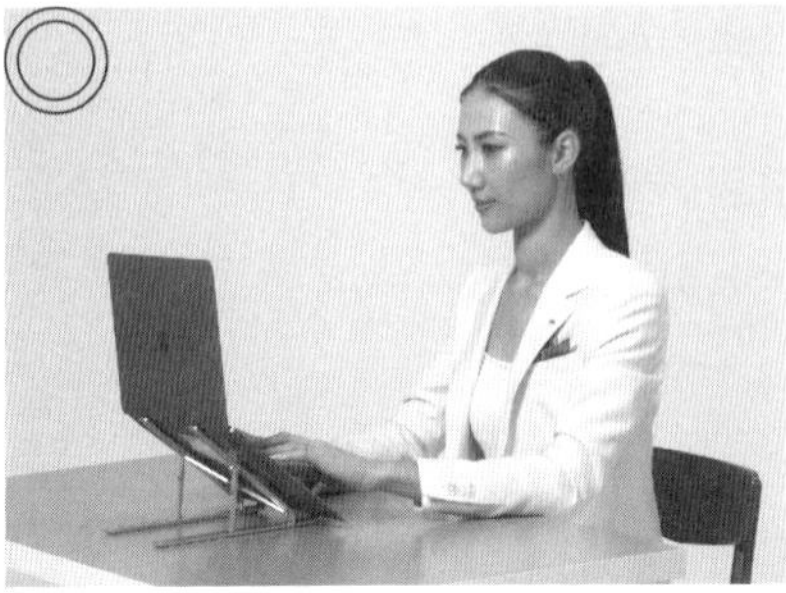

台を使うと目線が高くなり、姿勢をキープしやすい。

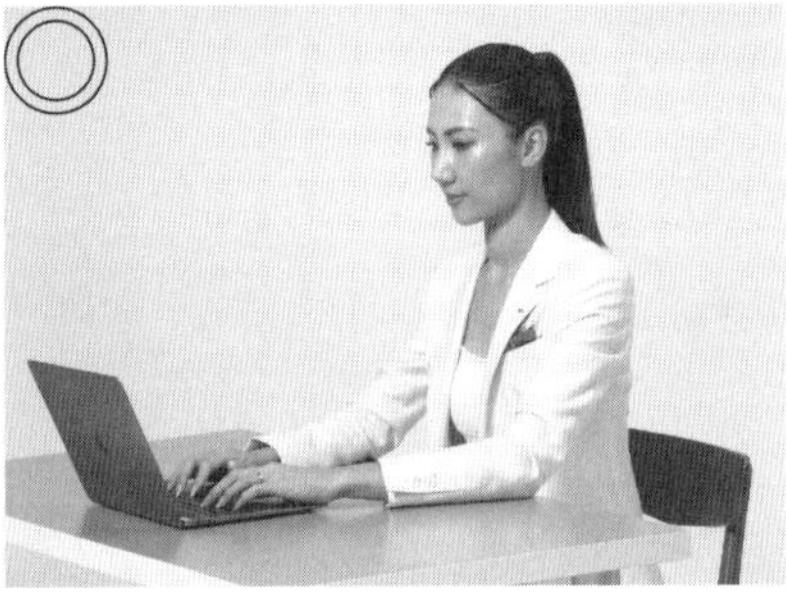

台がない場合は少し遠くに PC を置くのもよい。

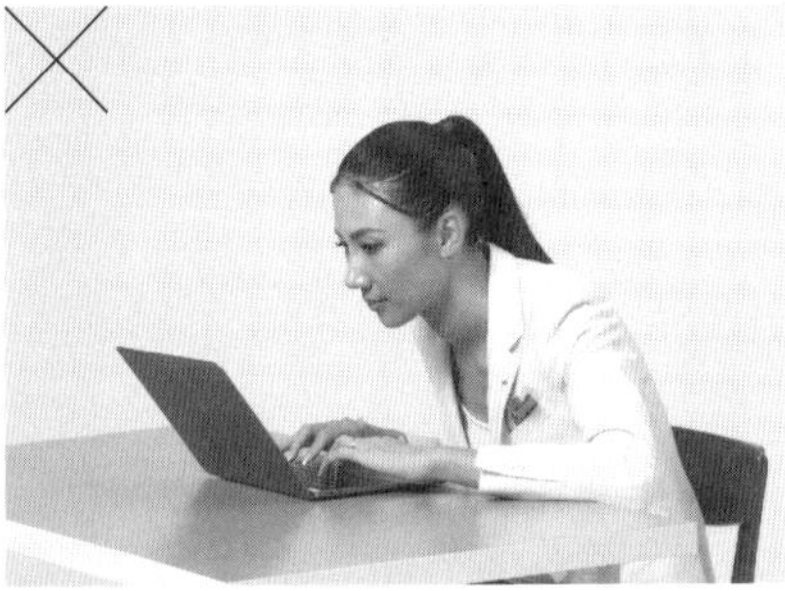

PC が近いと呼吸がしづらく、 姿勢も崩れやすい。

・長時間座るとき

デスクワークなどで長時間座っている間、骨盤をまっすぐに立て続けるのはかなり疲れるもの。そういうときは、市販の骨盤矯正シートを使ったり、背中と椅子の間にクッションを挟んだりしてもOKです。

また、1時間に1回くらいは席を立ち、足首を回したり、ふくらはぎをマッサージするなど、脚のむくみをこまめに解消することも心がけましょう。

・床に座るとき

家の中では、椅子ではなく床に直接座ることもあるかもしれません。ですが、床座りは正しい姿勢をキープしづらいため、できれば避けるのがベスト。

それでも床に座る必要があるときは、たたんだバスタオルやクッションをお尻の下に敷き、高さを出して座ると骨盤を立てやすくなるのでおすすめです。

美しい姿勢をキープするトレーニング

Lesson3では美しい姿勢についてご紹介しましたが、普段使っていない筋肉が悲鳴をあげるのを感じたのではないでしょうか？　本当に正しくカラダを使うと、日常生活すべてが筋トレになるほどたくさんの筋肉が使われるのです。

ところが、いつも楽な姿勢ばかりを取り続けていると、カラダの筋肉が衰え、

・リンパや血液の巡りが悪くなってむくみが起きる
・内臓が下垂してお腹が出てくる
・お尻やバスト、顔などがたるんでくる

といった悪影響が出てきてしまいます。そこで、ここでは美しい姿勢をキープするための簡単なトレーニングをセレクトしました。

筋トレのポイントは「継続」。頑張りすぎたり、時間をかけすぎたりすると、すぐサボりがちになってしまいます。回数は設けていないので、無理せず、ですが毎日コツコツ続けてみましょう。行うときは、斜線でマークした鍛える部位を意識しながら行うとより効果的です。

1

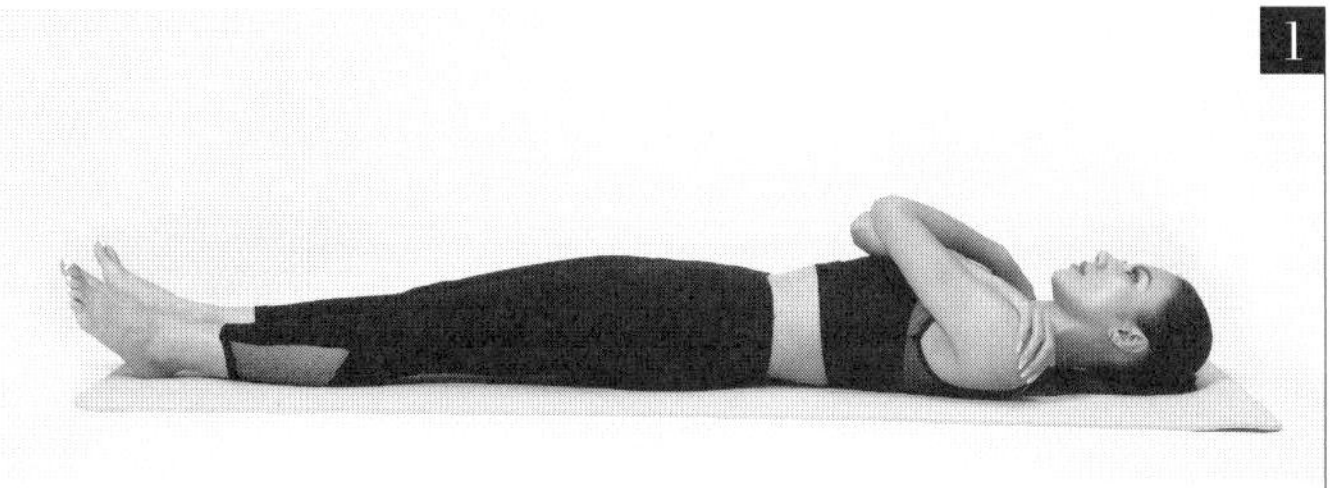

2

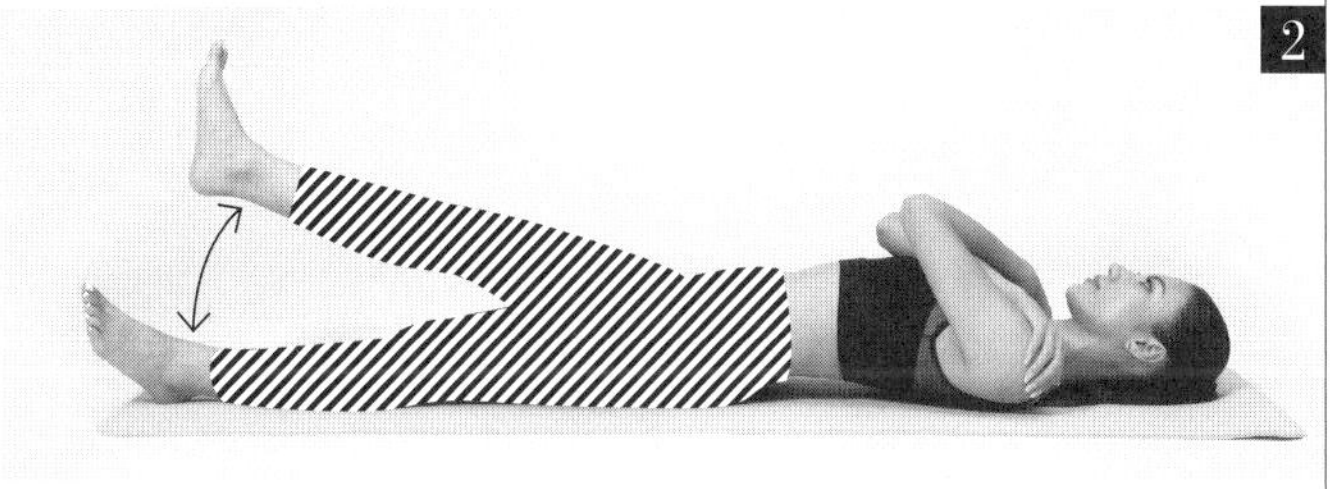

仰向けになり、 腹筋を使って片脚ずつ持ち上げる。

◆仰向けで脚上げ

下半身全体を鍛えるトレーニングです。下半身を鍛えると姿勢をキープしやすくなるほか、歩くときも脚をコントロールしやすくなります。

仰向けに寝た状態で、片脚をゆっくり持ち上げます。脚の力ではなく、腹筋で持ち上げることを意識しましょう。下ろすときも、腹筋を使ってゆっくり下ろしていきます。かかとを床につけないように何度か上下させ、もう片方の脚も同じ回数行います。床から腰が浮かないよう腹筋でキープしてください。ゆっくり行うほど、筋肉に負荷がかかります。

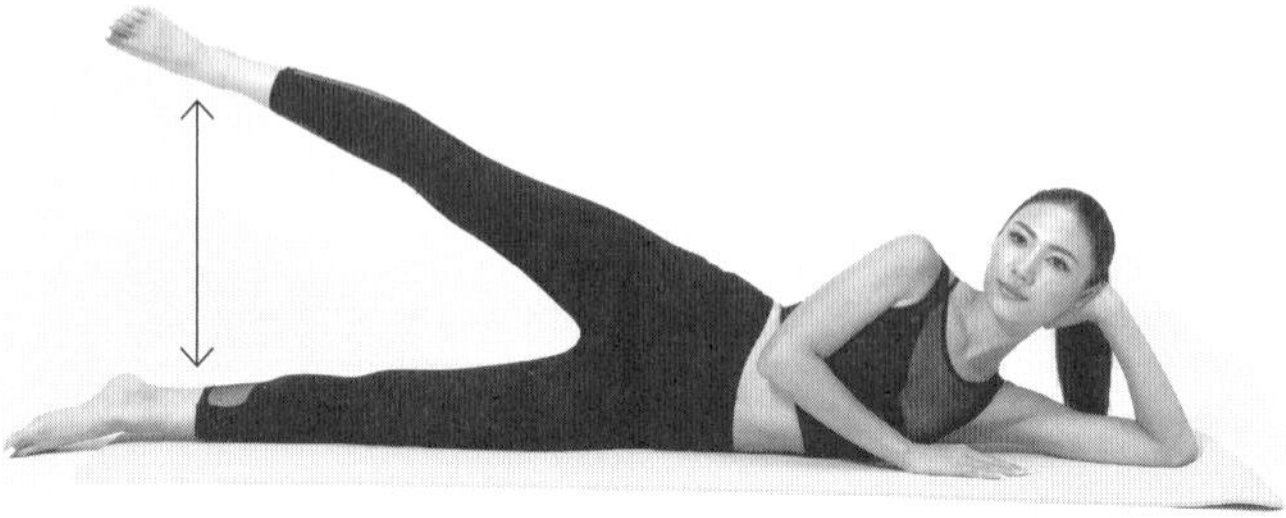

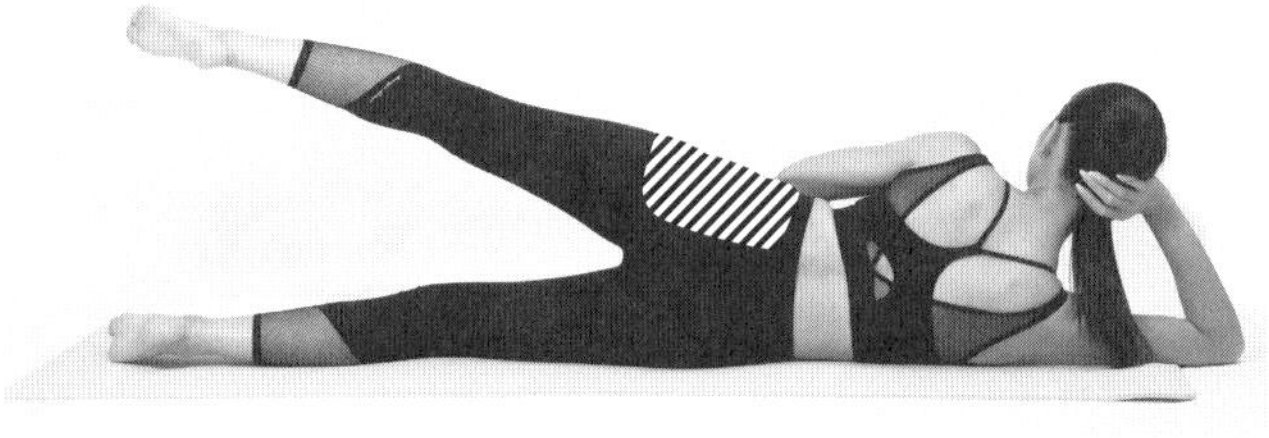

鍛える筋肉の位置を意識しながら行う。

◆横向きで脚上げ

美しい姿勢のために必要なお尻の筋肉「中殿筋」を鍛えるトレーニングです。

横向きに脚をそろえて寝て、片脚をゆっくり持ち上げます。写真の斜線でマークした位置を触ってみると、筋肉が盛り上がっているのがわかるはず。お尻の筋肉を意識しながらゆっくり下ろしていき、下まで来ても力を抜かずにまた持ち上げます。ゆっくりていねいに行いましょう。

1

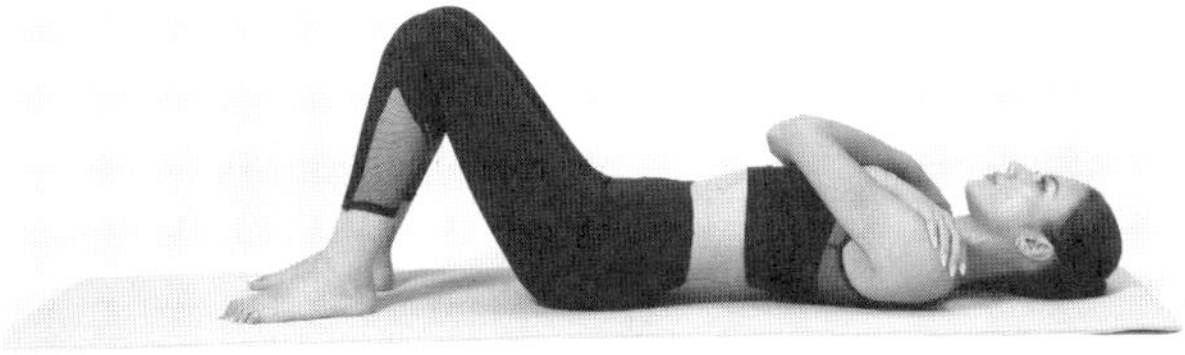

2

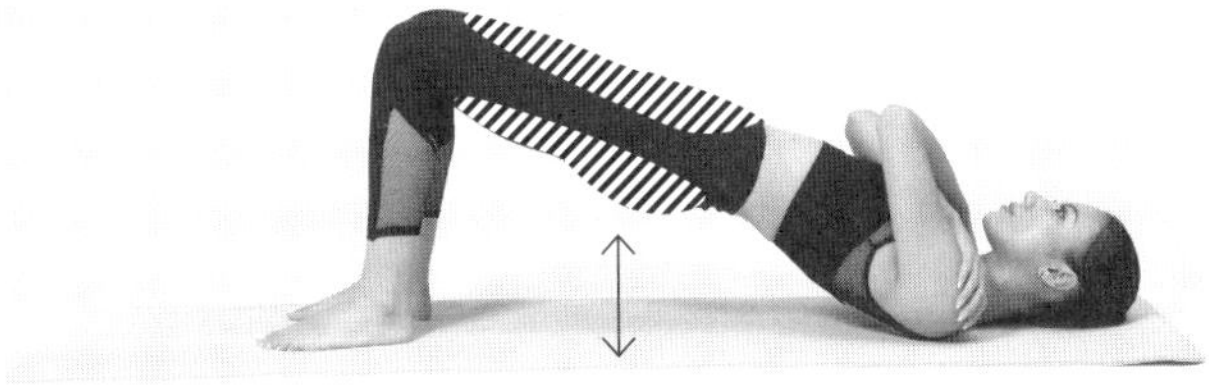

足の裏で床を踏みしめ、お尻、肋骨、腹筋と背筋に意識を行き届かせる。

◆お尻のアップダウン

インナーマッスルを鍛えて、カラダの軸をキープしやすくするためのトレーニングです。

仰向けに寝て、膝を軽く曲げます。足の裏全体で床を踏みしめながら、お尻をゆっくり持ち上げます。このとき「お尻の穴を締める」「肋骨を締める」「腹筋・背筋に力を入れる」というポイントを意識します。単にお尻を上げ下げするのではなく、各所の筋肉を意識することで、インナーマッスルを使う感覚をカラダに覚えさせましょう。呼吸は止めずに、なるべくゆっくり動作しましょう。

Lesson 4

【実践2】美しい振る舞い

日常の動作は、つい人目を忘れて
雑になってしまいがち。
普段から美しい振る舞いを心がけることで、
「いつでもきれいな人」へ近づけます。

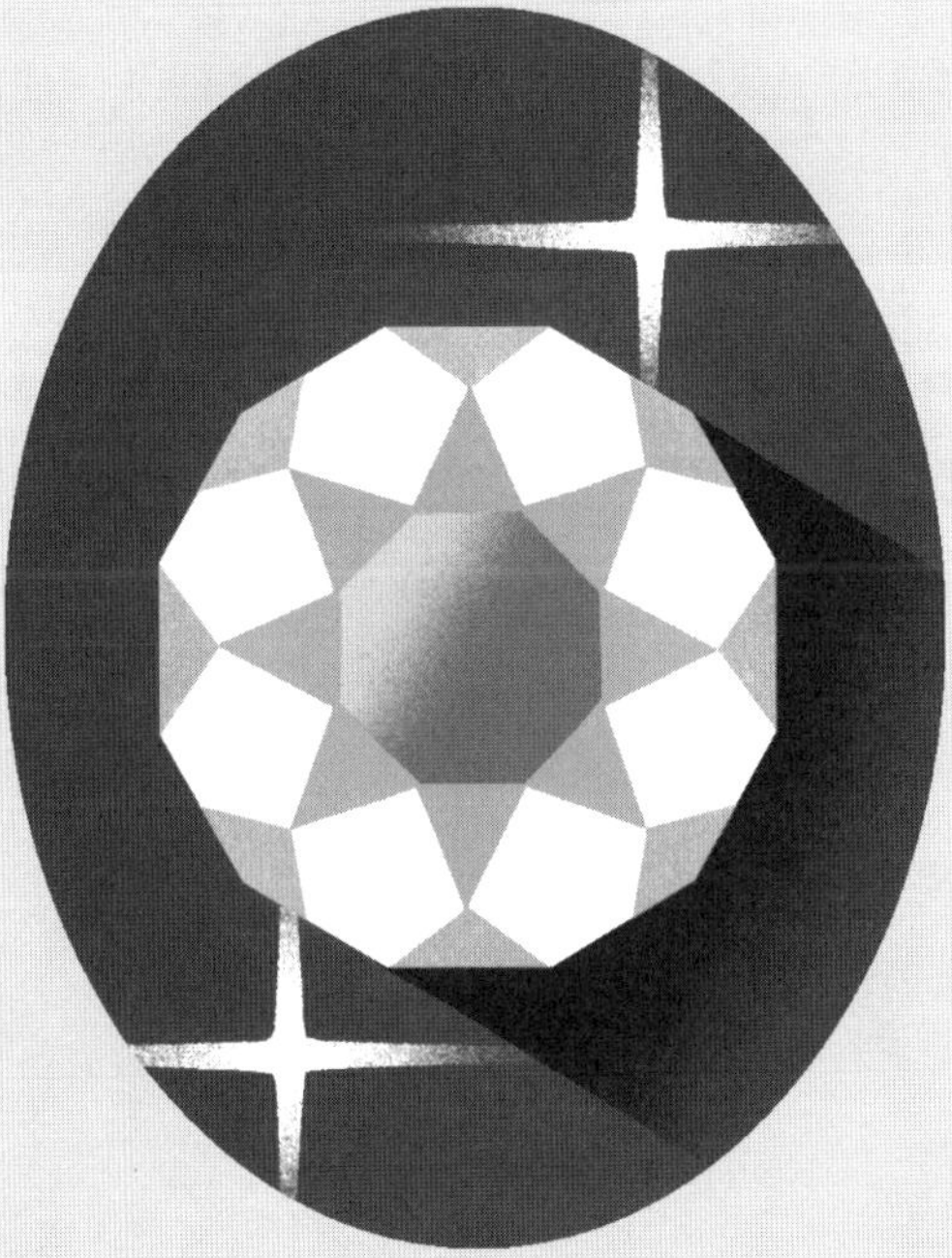

「振る舞い」を美しくする4つのポイント

「素敵な靴は、素敵な場所へ連れて行ってくれる」という言葉がありますが、私流に言うなら「美しい振る舞いは、素敵な出会いをもたらしてくれる」です。

なぜなら、振る舞いはその人の内面や日常そのものだから。

カフェで椅子に座ったり、コートを脱いだりする、そんな何気ない仕草に、人は品格や人柄を見いだして惹かれるのです。

ところで「美しい振る舞い」というと、マナーや作法を思い浮かべる方も多いのではないでしょうか？　確かに、美しい振る舞いにはそれらと重なる部分も多くあります。ですが、マナーや作法には「正解」があるのに対して、美しい振る舞いに「正解」はありません。

「フラットシューズなら、楽に脱ぎ履きができる。でも、ロングブーツの場合はどうしたらスマートに脱ぎ履きできるかな」

「明日は荷物が多い。でも、訪問先でなるべく美しく振舞うには、どう持ったらいいかな」

というように、状況やお相手に合わせた配慮をしつつ、美しく見せるにはどうすればよいか、そのときどきで考えて工夫する必要があります。決まった手順やルールを守ることばかりに気を取られず、その場の人たちが気持ちよく過ごせるように振る舞うことが、本当の美しさにつながるのです。

難しく感じられるかもしれませんが、基本的には次の４つのポイントを心がけると、どんなときでも美しく振る舞いやすくなります。

Point 1 ゆっくり・コンパクトに動く

すべての動作はゆっくり行うだけでも、ていねいな印象に変わります。普段は忙しくてなかなか難しいかもしれませんが、大切な場だけでもゆっくり動くことを意識してみましょう。椅子から立ち上がるような大きな動きも、本のページをめくるような小さな動きも、一呼吸置いてから行ってみてください。

さらに、動作をコンパクトに収めることも「品」を演出するポイントです。**手はなるべくカラダの近くで動かし、脇も締めて肘を上げないようにすると**、動作が小さくなって周囲の迷惑にもなりません。

たとえば、ペットボトルのキャップを開けるときは脇を締める（127ページ）、飲み物を注ぐときは肘を上げずに手首を使うようにする（131ページ）など、実践できるシーンはいろいろあります。

Point 2 頭を動かさず、手を動かす

オフィスで資料を見たり、レストランで食事をしたりするとき、頭のほうを資料やお皿に近づけると姿勢が崩れてしまいます。

逆に「資料のほうを見やすい位置に持ってくる」「フォークを使ってお皿のものを口元に運ぶ」というように、**手を動かせば美しい姿勢をキープできます**。さらに、手を使うときは片手で済ませず、なるべく両手を使うようにすると、ていねい度もアップしますよ。

Point 3 荷物や持ち物はなるべくカラダに添わせる

Ｐｏｉｎｔ１の「コンパクトに動く」にも通ずることですが、外出時のバッグや傘などの手荷物はなるべくカラダのラインに添わせるように持ち、動きを安定させましょう。

たとえば、たたんだ傘を持ち運ぶとき、腕にハンドバッグをかけてからその上に傘をかけると、傘の先がハンドバッグに沿って外に張り出します（１２０ページ）。これでは歩くときに傘の動きをコントロールしづらく、動作がバタついて見えたり、周囲の人にぶつかったりしてしまいます。

また、ストラップの長いショルダーバッグも屈んだときにブラブラしていたり（139ページ）、脱いだコートをたたまずにぐちゃぐちゃのまま持っていたりすると、落ち着きがなく、がさつな印象に。持ち物の扱いから受ける印象は意外と強いものです。

なるべくカラダに添わせることを意識して、持ち方を工夫したり、きれいにたたんで持つと、持ち物の動きまでしっかりとコントロールでき、全身のシルエットもスッキリします。

Point 4 明るい表情をつくる

顔の表情も、振る舞いの一部です。せっかく姿勢や動作に気をつけていても、表情がムスッとしていると「美しい」「素敵」という印象は残せません。

口角を上げる、目の輝きを意識するなど、「お相手を受け入れている」「場を楽しんでいる」ということが伝わるような表情をつくることで、振る舞いの美しさも生きてきます。

これはマナーとも通じますが、たとえば名刺交換のとき、名刺ばかりを見るのではなくお相手の目を見て微笑むだけで、第一印象がまったく違いますね。

次のページからは、日常生活のなかで行うことが多い動作と、少しの違いで見え方が大きく変わるシチュエーションについて、振る舞いのヒントをご紹介します。どれも簡単ですが、意外と意識していないことが多いのではないでしょうか？

ただし、これらの振る舞いの例は「正解」ではなく、あくまで私からのご提案です。以上の４つのポイントと合わせて、「今ここで最も美しい振る舞い」を選ぶ参考にしていただければ幸いです。

バッグの持ち方

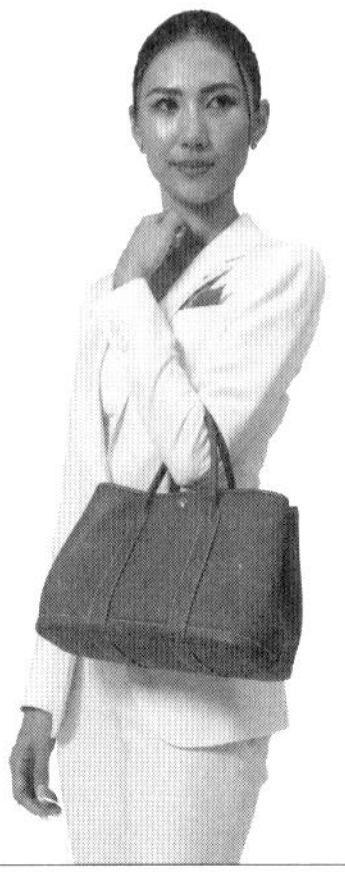

手をしっかり握ると優雅さが損なわれがちに。肘を曲げる「オバさん持ち」にも注意。

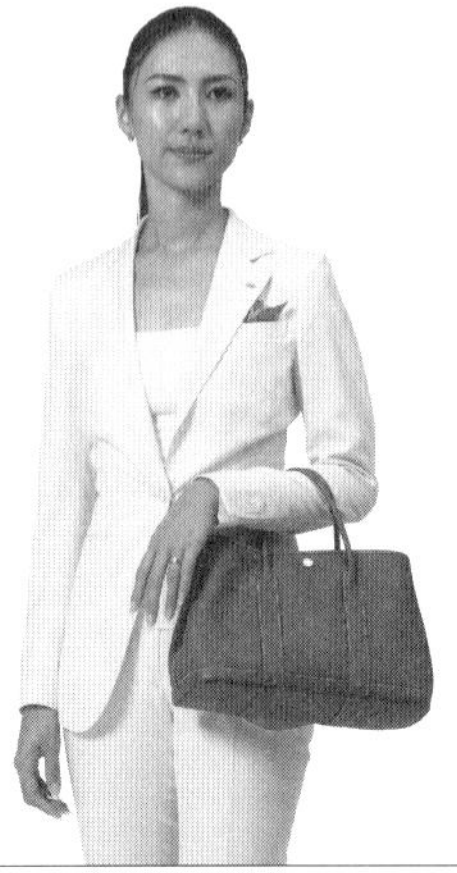

バッグをかけた側の手は目立つので、気を抜くと品も損なわれてしまう。

バッグは指先まで意識して持つ

お財布や貴重品が入っているバッグは大切なものなので、基本は安全重視でしっかり持つのがよいと思います。

でも、人前でバッグを美しく持ちたいときは、ハンドルをしっかり握らずに指先を少し伸ばすようにしてみましょう。ハンドルを肘にかける場合も、かけているほうの手を完全に「グー」にするのではなく、人差し指と親指でハートをつくれるくらいにゆるめると、エレガントに見えます。

肩にかけるショルダーバッグやトートバッグの場合は、かけるときと下ろすと

○

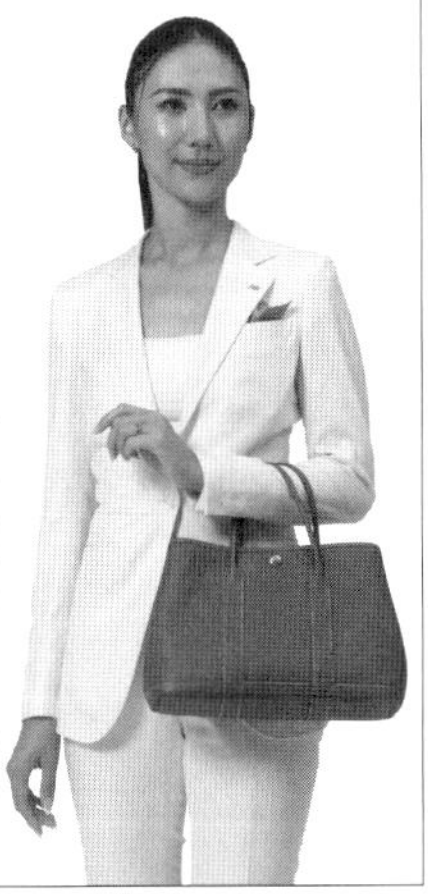

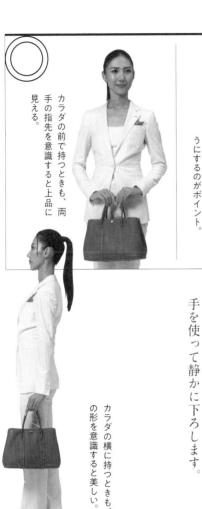

品格は指先で演出する。特に親指と人差し指をゆるめるようにするのがポイント。

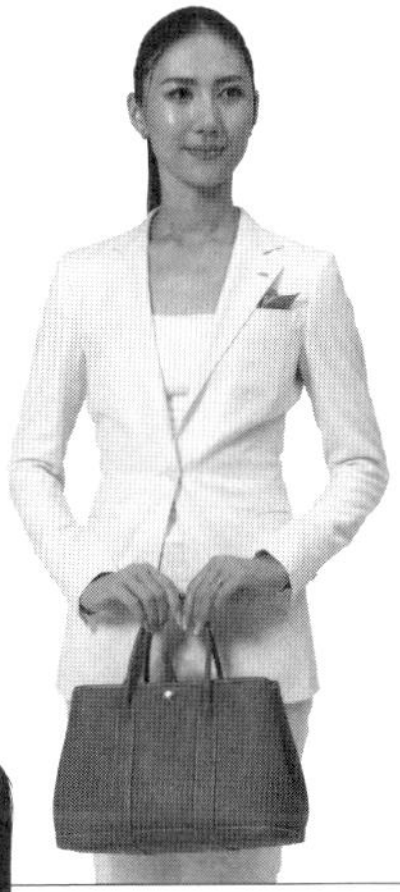

カラダの前で持つときも、両手の指先を意識すると上品に見える。

きの動作がポイントです（118ページ）。かける肩側の手だけを使って無造作にかけるのではなく、反対側の手を使って優しくかけましょう。下ろすときも、肩からドサッとずり下ろすのではなく、かけている側の手を添え、反対側の手を使って静かに下ろします。

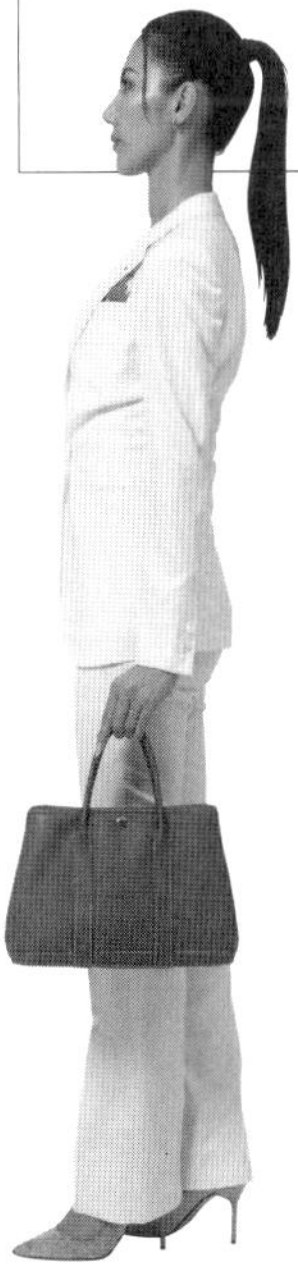

カラダの横に持つときも、指先の形を意識すると美しい。

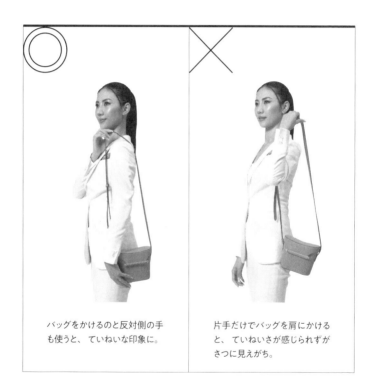

○	×
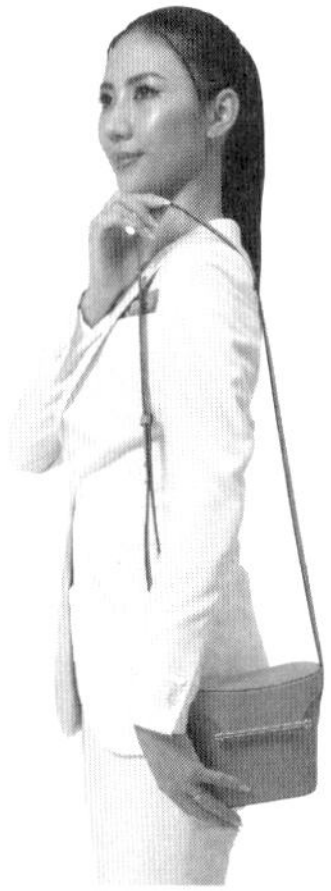	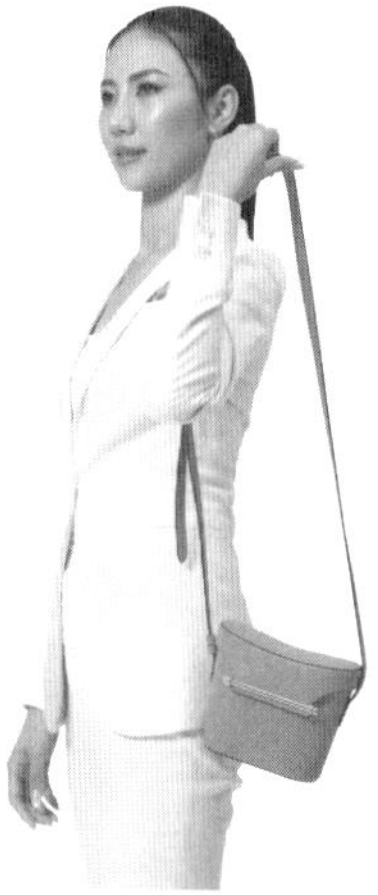
バッグをかけるのと反対側の手も使うと、ていねいな印象に。	片手だけでバッグを肩にかけると、ていねいさが感じられずがさつに見えがち。

傘を持ち歩く／さす

持ち手は腕の外側からかけ、さすときは柄を顔の横に

雨の日の傘の取り扱いは、とにかく面倒なもの。「濡れたくない」「邪魔」といったストレスのほうが大きく、所作にまで気を回せないというのが正直なところではないでしょうか？　ですが、傘は扱い方によっては迷惑かつ危険なものになってしまいます。安全とマナーに配慮しつつ、美しく見える傘の扱い方をご説明しましょう。

まず、傘をたたんで持ち運ぶときには、必ずカラダに添わせて縦に持つことを心がけてください。そして、バッグと一緒に腕にかける場合は、傘をバッグの内側にして、腕の外側から持ち手をかけるようにします。持ち手を内側からかけると傘の先が外側に飛び出してしまうので危険です。

傘を開くときには、ジャンピング式の傘であっても傘が開き切るまで手を離さないようにします。勢いよく開かず、ゆっくり静かに開きましょう。そして、開いた後は添えていた手を柄に沿って持ち手まで下ろしてくると優雅です。

さしている間は、カラダの正面で柄を構えると全身に力が入っているように見えてしまいます。柄は顔の横に来るように、少し斜めにしてさしましょう。

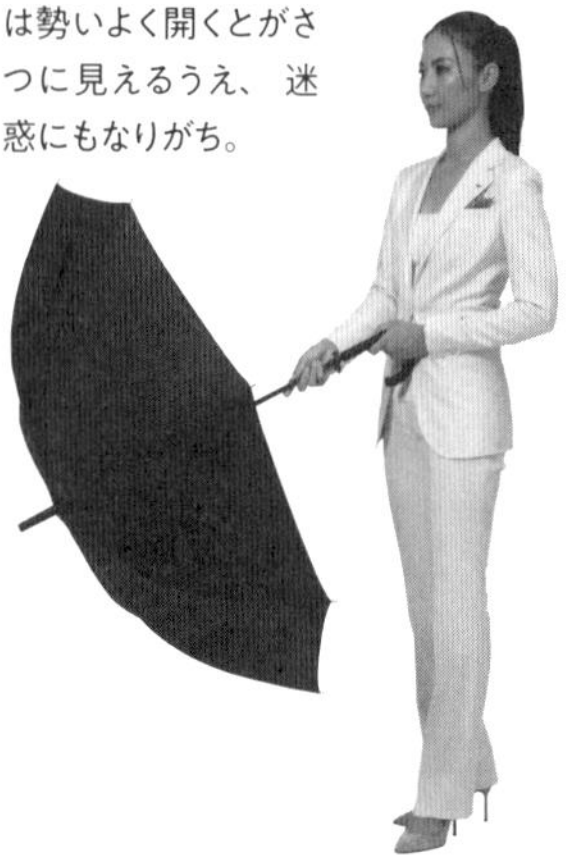

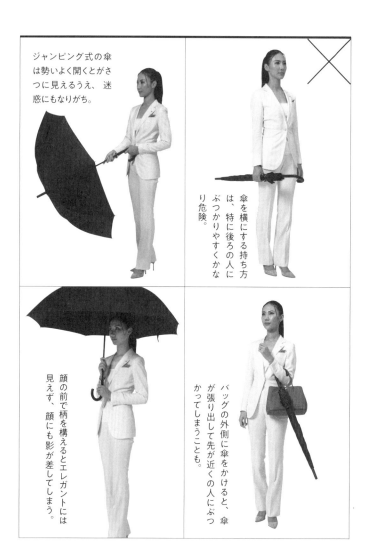

ジャンピング式の傘は勢いよく開くとがさつに見えるうえ、迷惑にもなりがち。

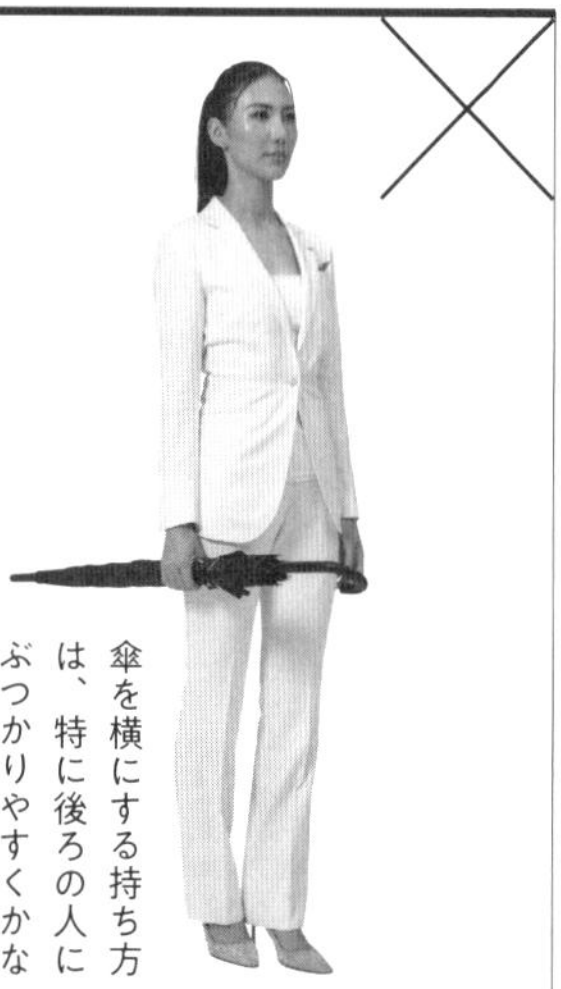

傘を横にする持ち方は、特に後ろの人にぶつかりやすくかなり危険。

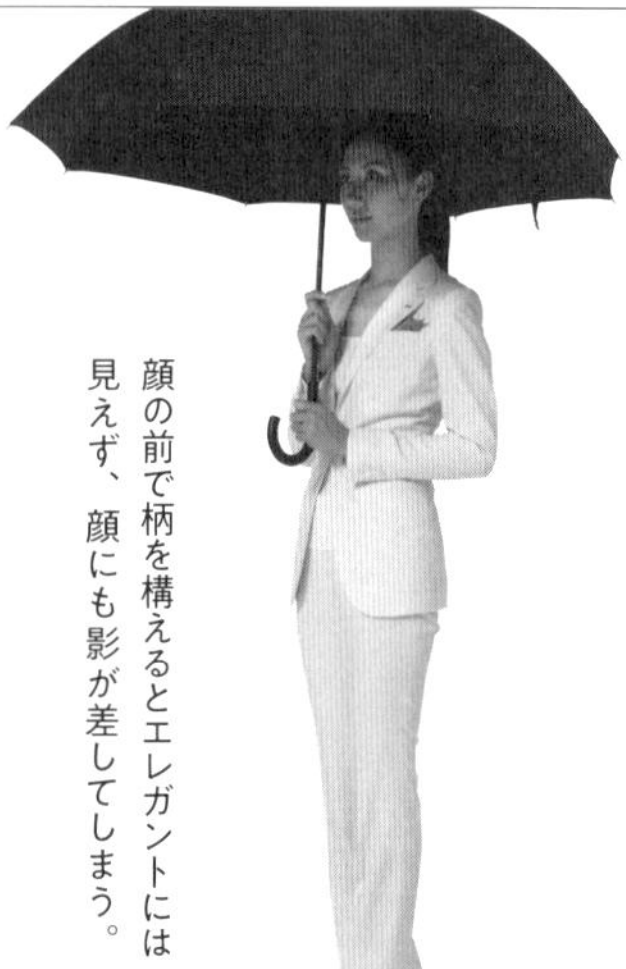

顔の前で柄を構えるとエレガントには見えず、顔にも影が差してしまう。

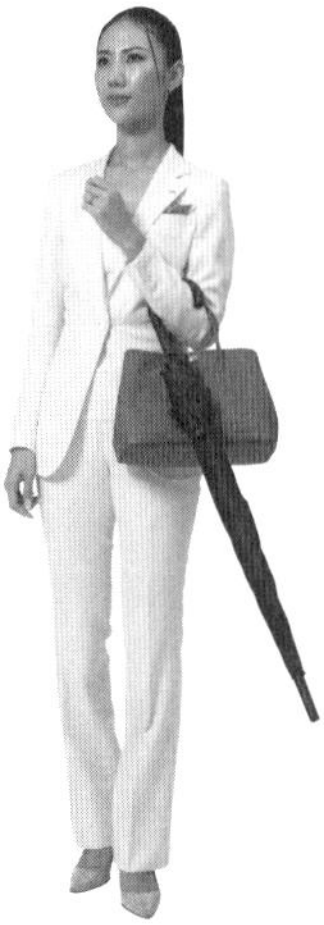

バッグの外側に傘をかけると、傘が張り出して先が近くの人にぶつかってしまうことも。

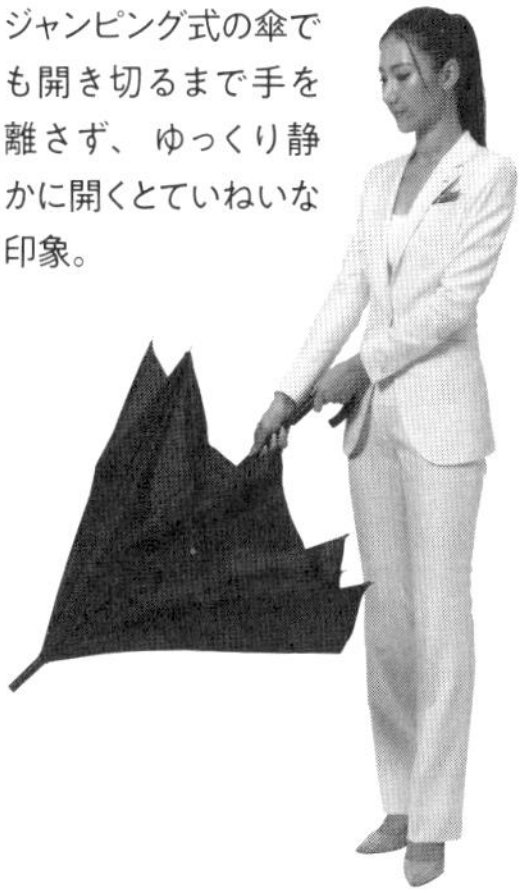

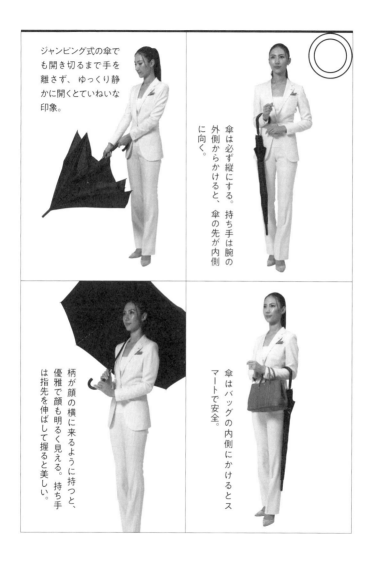

ジャンピング式の傘でも開き切るまで手を離さず、ゆっくり静かに開くとていねいな印象。

○

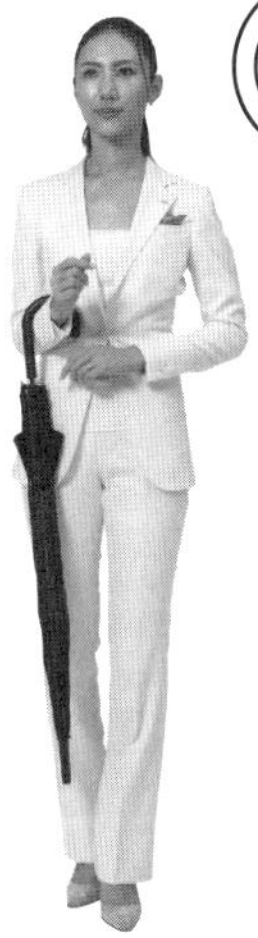

傘は必ず縦にする。持ち手は腕の外側からかけると、傘の先が内側に向く。

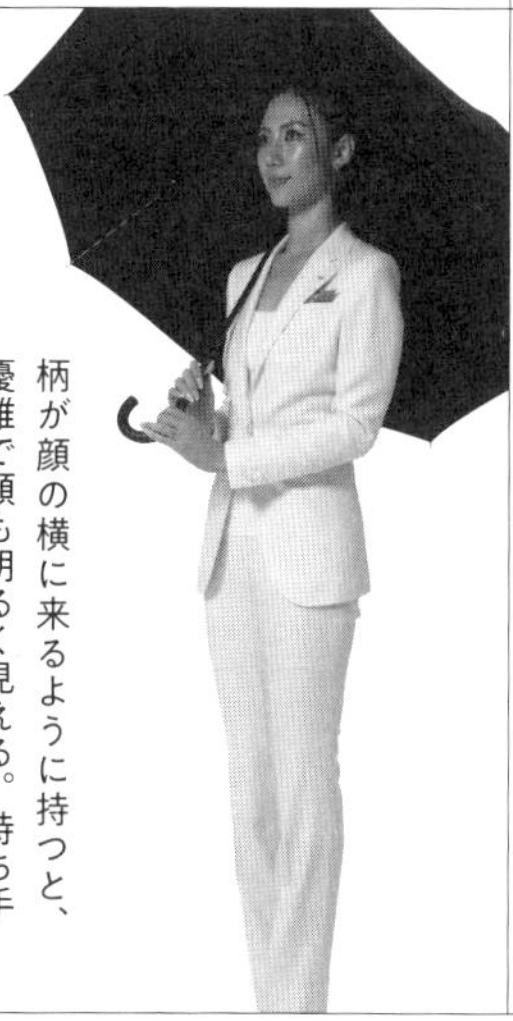

柄が顔の横に来るように持つと、優雅で顔も明るく見える。持ち手は指先を伸ばして握ると美しい。

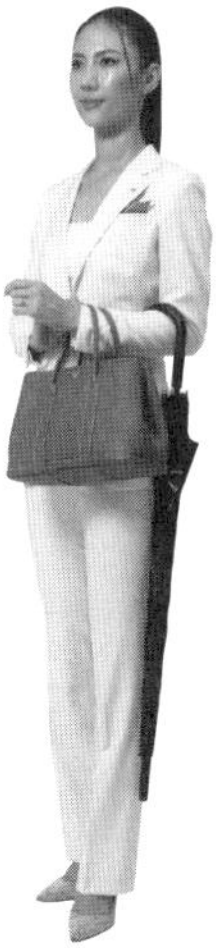

傘はバッグの内側にかけるとスマートで安全。

コートを脱ぐ／着る

一つひとつの動作を区切ってていねいに

オフィスやレストランなどのエントランスでは、コートを脱ぎ着する動作も意外に見られているもの。また、カフェのように隣の席と距離が近いお店では、周囲にも気を遣いますよね。

コートの脱ぎ着は「あせらない」「カラダの近くでコンパクトに動く」という2点を心がけると、スマートに行えます。

たとえば、脱ぐときは「両肩を落とす」「片方ずつ腕を抜く」というように、一つひとつの動作を区切るようにして行うのがポイントです。すると、ていねいに見えてコートもたたみやすくなります。

着るときは、なるべく裾をひるがえさないように注意しましょう。先に袖に腕を通したほうの手で、コートの身頃を背中側に少し送ると、もう片方の手もスムーズに入れやすくなりますよ。

✕

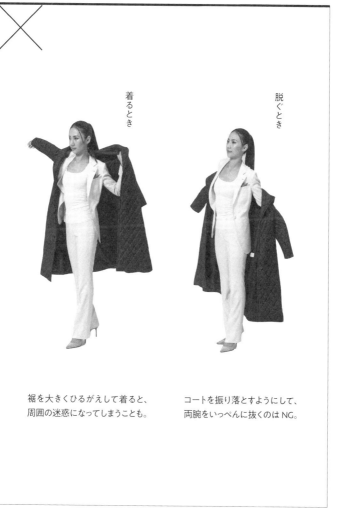

着るとき

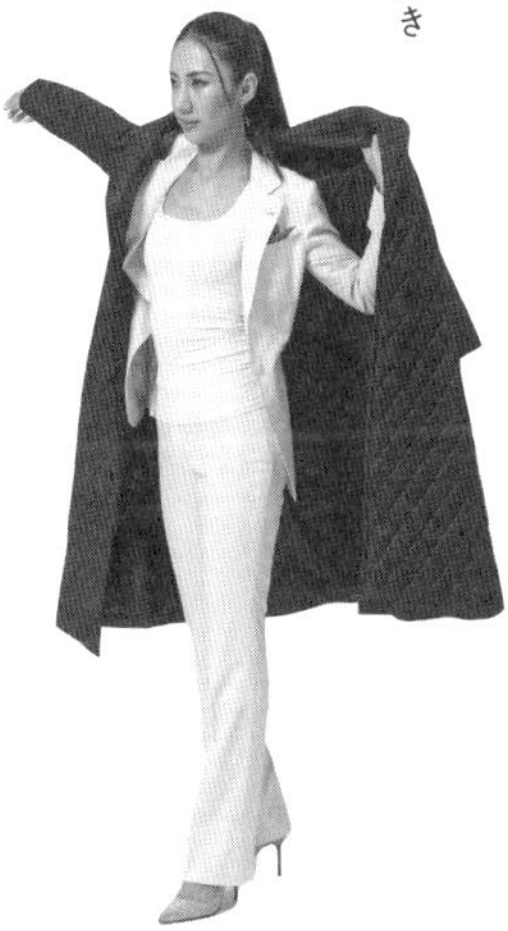

裾を大きくひるがえして着ると、
周囲の迷惑になってしまうことも。

脱ぐとき

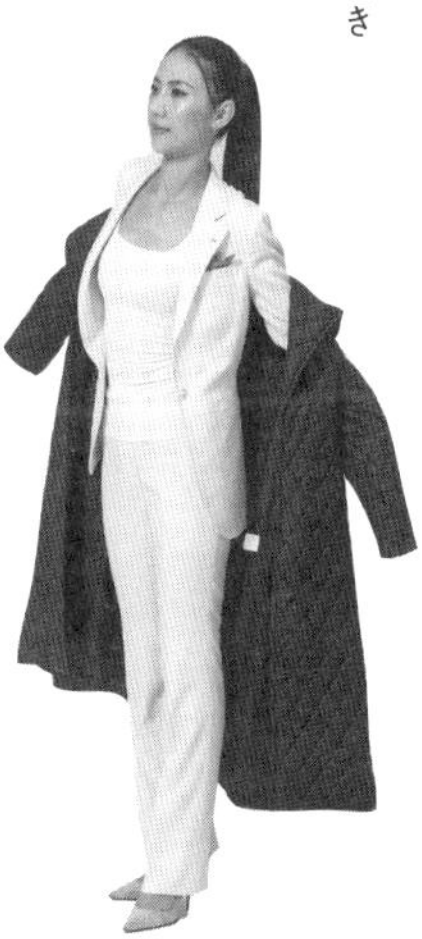

コートを振り落とすようにして、
両腕をいっぺんに抜くのはNG。

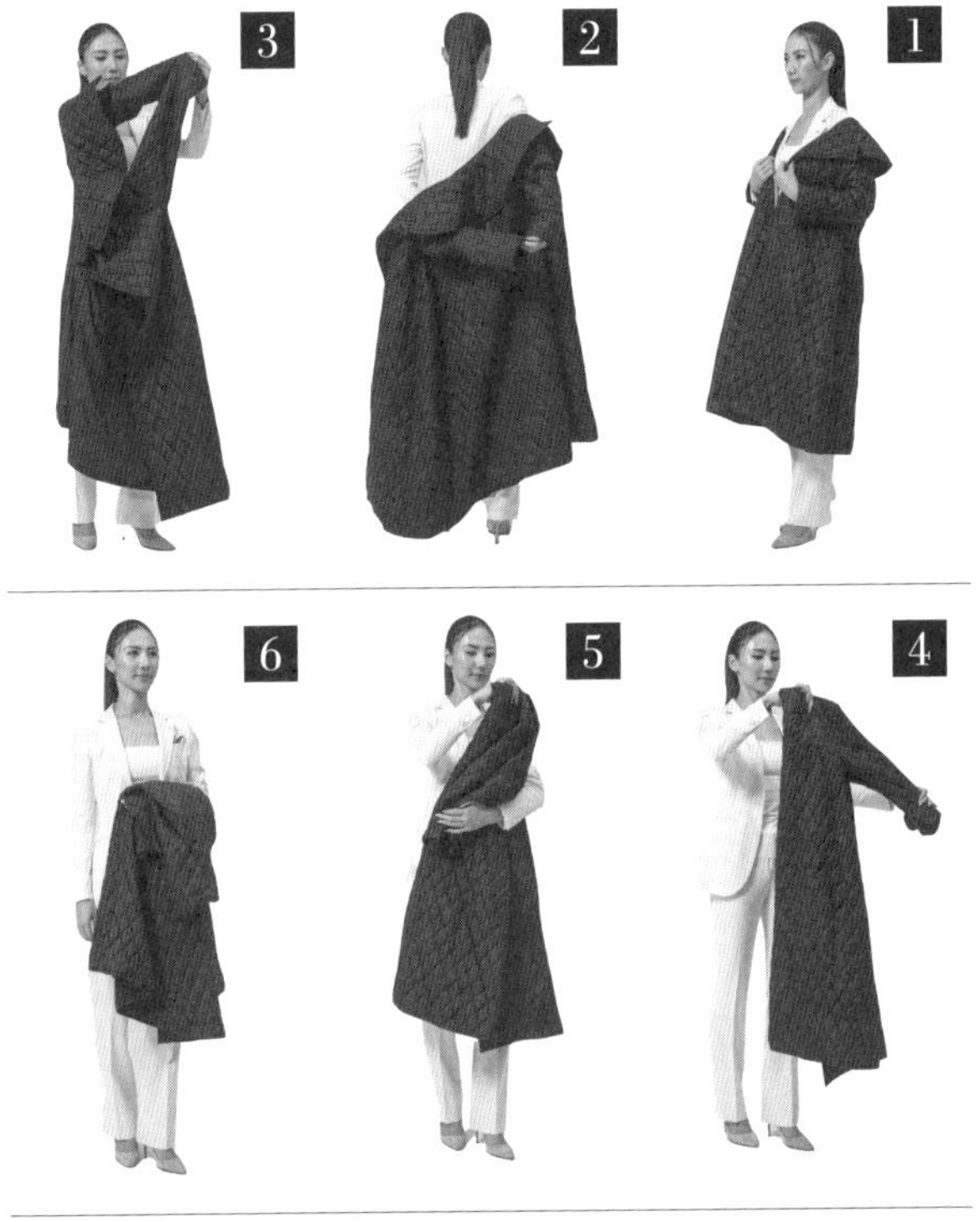

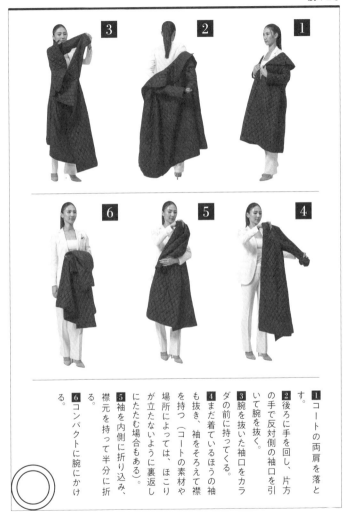

1 コートの両肩を落とす。

2 後ろに手を回し、片方の手で反対側の袖口を引いて腕を抜く。

3 腕を抜いた袖口をカラダの前に持ってくる。

4 まだ着ているほうの袖も抜き、袖をそろえて襟を持つ（コートの素材や場所によっては、ほこりが立たないように裏返しにたたむ場合もある）。

5 袖を内側に折り込み、襟元を持って半分に折る。

6 コンパクトに腕にかける。

着るとき

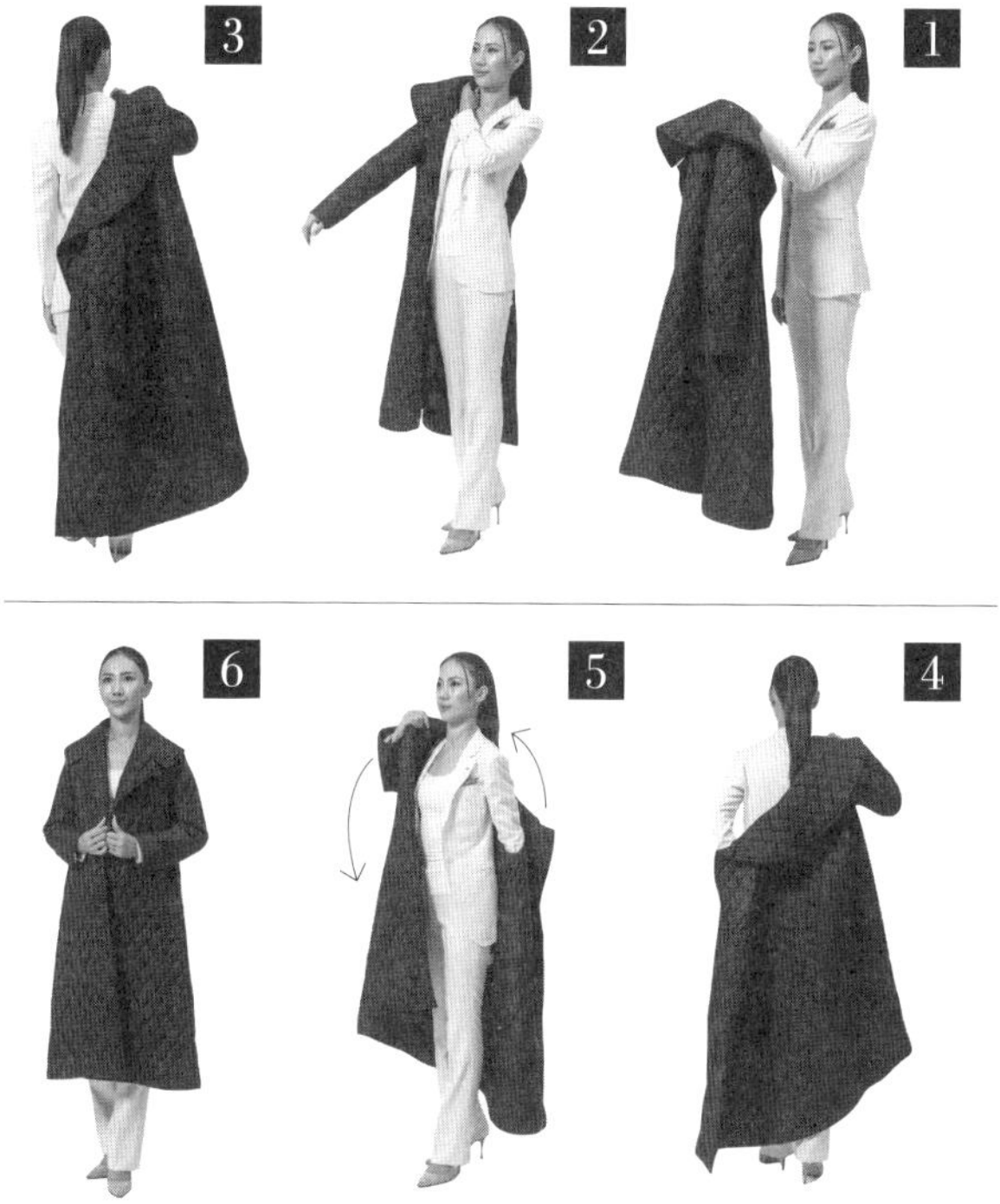

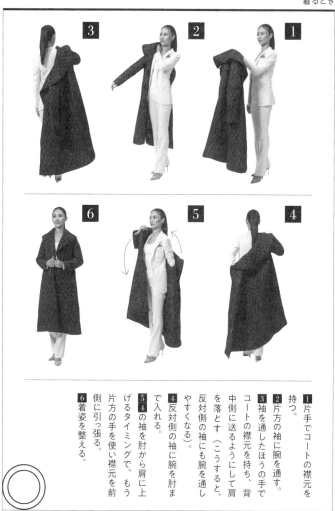

1 片手でコートの襟元を持つ。

2 片方の袖に腕を通す。

3 袖を通したほうの手でコートの襟元を持ち、背中側に送るようにして肩を落とす（こうすると、反対側の袖にも腕を通しやすくなる）。

4 反対側の袖に腕を肘まで入れる。

5 **4** の袖を肘から肩に上げるタイミングで、もう片方の手を使い襟元を前側に引っ張る。

6 着姿を整える。

ペットボトルの飲み物を飲む

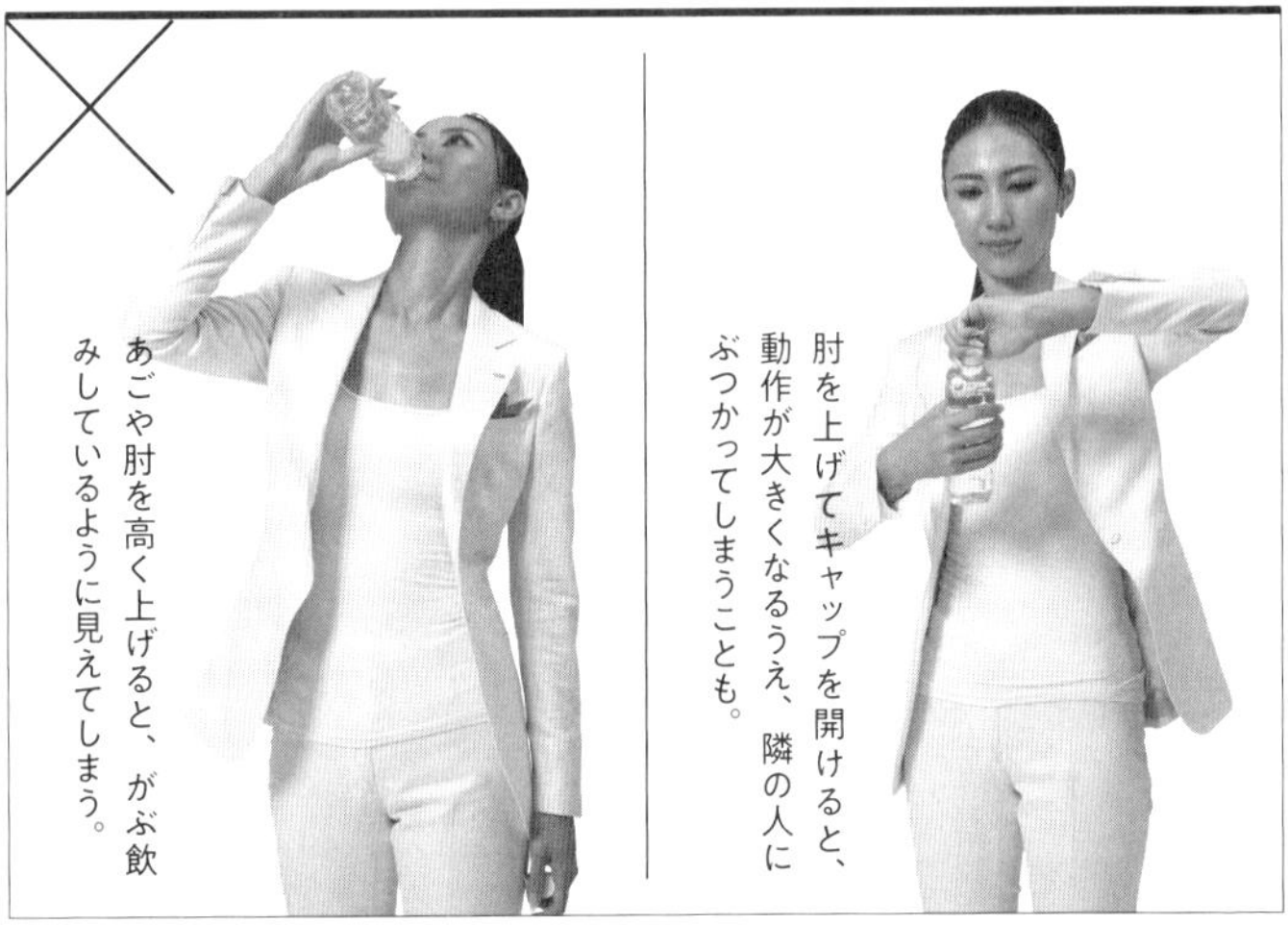

肘を上げてキャップを開けると、動作が大きくなるうえ、隣の人にぶつかってしまうことも。

×

あごや肘を高く上げると、がぶ飲みしているように見えてしまう。

あごを上げずに手首を使う

訪問先でお茶やコーヒーをいただくことがありますが、コロナ禍を経た近年は、ペットボトルの飲み物を出されることも多くなりました。ペットボトル自体はカジュアルなものですが、飲み方をエレガントに見せることは可能です。

まず、キャップを開けるときは肘を上げず、なるべく脇を締めたまま開けます。

飲むときは少し横を向き、手首を返すようにしてボトルを傾けましょう。真正面を向いてあごを高く上げると、鼻の穴まで丸見えになってしまいます。また、肘ではなく手首のスナップを使うこと

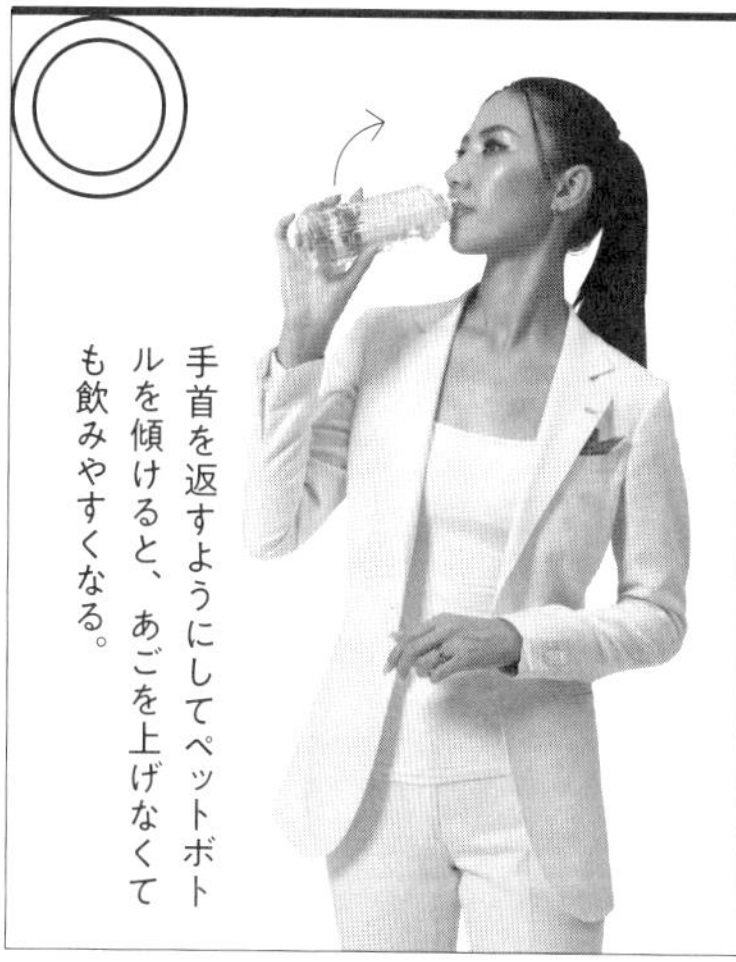

手首を返すようにしてペットボトルを傾けると、あごを上げなくても飲みやすくなる。

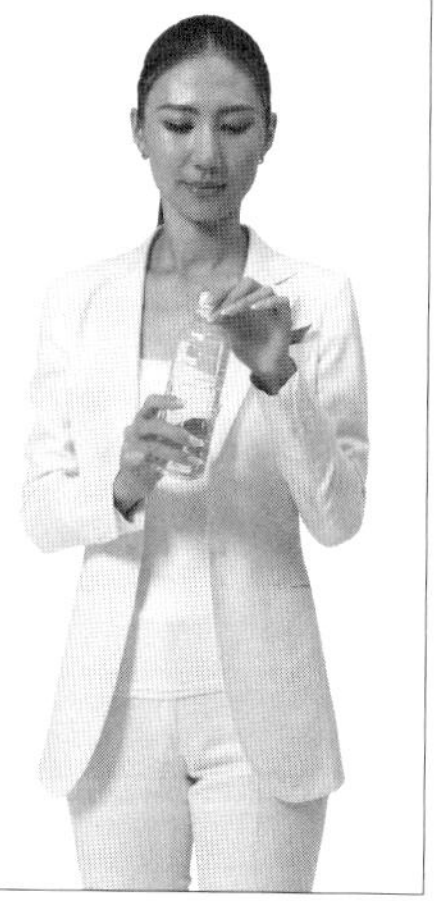

脇を締め、できるだけ指先を使って開けると美しく見える。

で、ペットボトルを大きく傾けずに飲むことができます。

女性には多くありませんが、ボトルの口は全部くわえてしまわないように気をつけましょう。

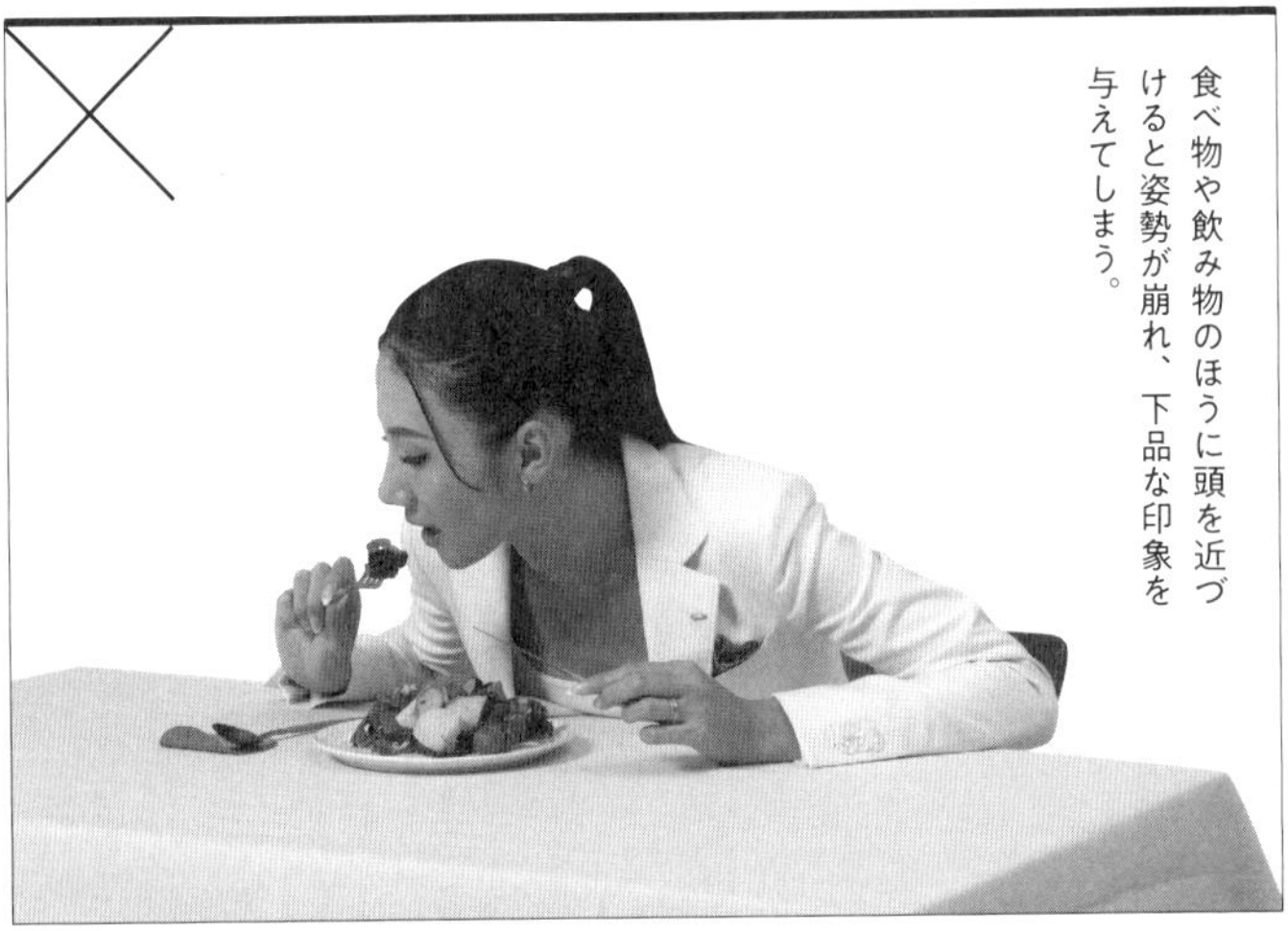

食べ物や飲み物のほうに頭を近づけると姿勢が崩れ、下品な印象を与えてしまう。

マナーより姿勢！

食事というと、食べる順番やナイフ・フォークの使い方といったマナーや作法ばかりに気を取られがちですが、それ以前にまず気をつけたいのは姿勢です。

これは食事だけに限ったことではありませんが、作法を完璧に守ることにこだわるよりも、つねに美しい姿勢を保っているほうが、ずっと素敵に見えます。決してマナーや作法をないがしろにしてよいということではありませんが、それだけ姿勢が他者に与える印象は強いということをこの本全体を通して皆さんに知っていただけたらと思っています。

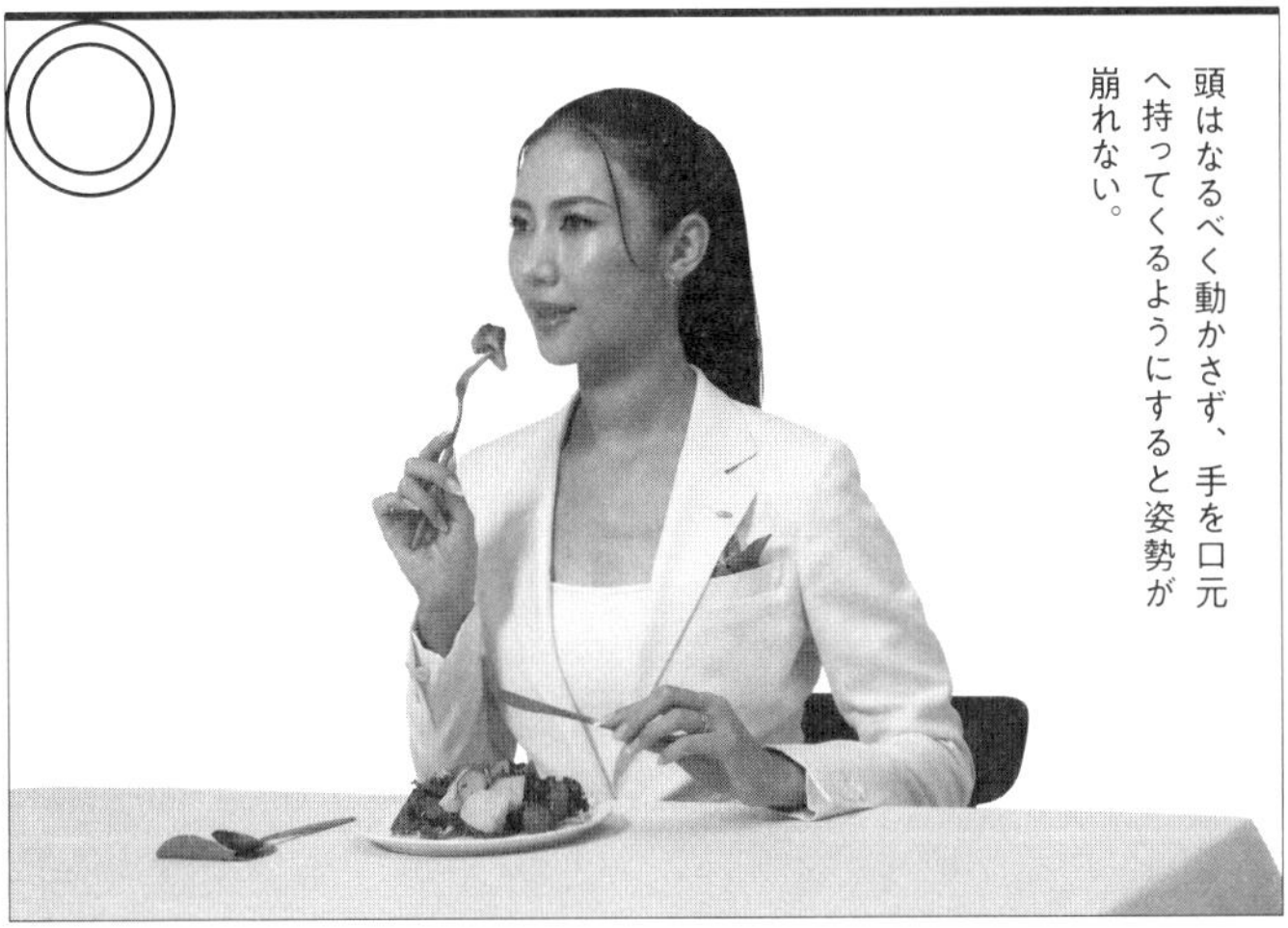

頭はなるべく動かさず、手を口元へ持ってくるようにすると姿勢が崩れない。

食事をするときに気をつけたいのは、112ページでお伝えした「Point2：頭を動かさず、手を動かす」です。頭をお皿に近づけると姿勢が崩れて前かがみになり、無我夢中で食べているように見えてしまうでしょう。こうした食べ方が習慣になっていると、無意識にそれが出てしまいやすいので、普段から食べ方に気をつけておくと安心です。家で食事をするときも、姿勢を正したままフォークやお箸を口元に持ってくるように意識してみましょう。

さらに、ナイフやフォークはしっかり握らず、指先を少し伸ばすようにするとよりエレガントに見えますよ。

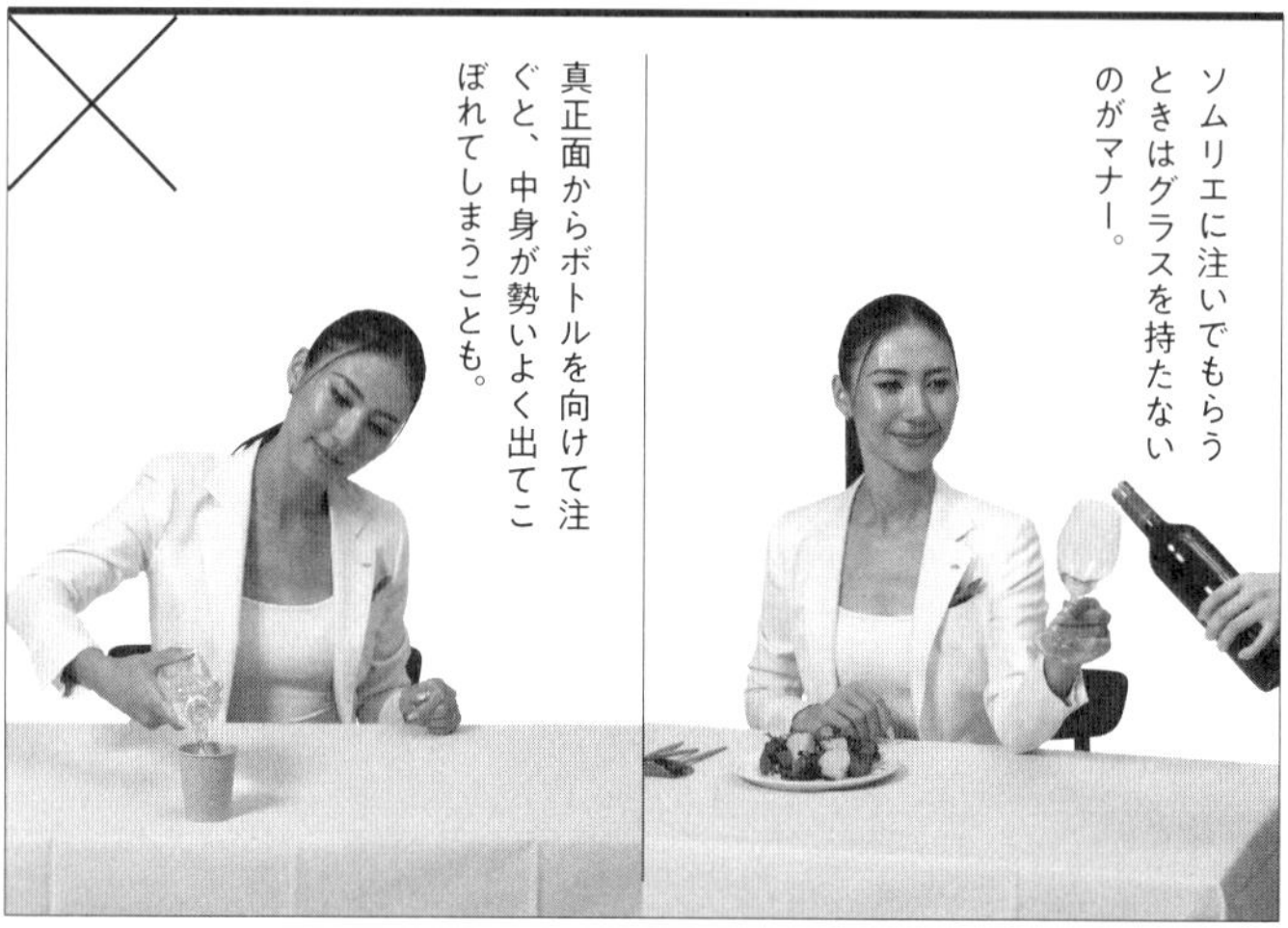

ソムリエに注いでもらうときはグラスを持たないのがマナー。

真正面からボトルを向けて注ぐと、中身が勢いよく出てこぼれてしまうことも。

グラスには触れない

飲み物のなかでも特にお酒は、種類やお相手との関係、またお国柄によっても取るべき所作が違うので、一概に「こうするとよい」と言うのは難しいものです。

そこでここでは、最低限覚えておけば安心というシーンだけ押さえておきましょう。

たとえば、記念日やお祝いに高級レストランなどで食事をする場合、ワインはソムリエが注いでくれます。ソムリエがいなくても、デートのときならワインは男性が女性に注ぐものなので、女性は注いでもらうのを待っていればＯＫです。

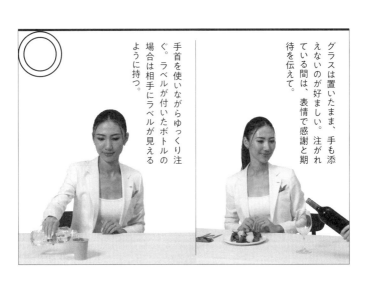

グラスは置いたまま、手も添えないのが好ましい。注がれている間は、表情で感謝と期待を伝えて。
手首を使いながらゆっくり注ぐ。ラベルが付いたボトルの場合は相手にラベルが見えるように持つ。

注がれるとき、ついグラスを持ち上げてしまうかもしれませんが、それはマナーとしてNG。グラスには手を触れず、注ぎ終わるのを待ちましょう。

一方、ビジネスの会食の場では、逆にお相手にビールなどを注いで差し上げることもあると思います。こぼさず、かつ美しく注ぐポイントは、「ボトルの角度」と「手首」です。ボトルはお相手に対してラベルが見えるように持ちます。注ぐときは、肘を上げずに手首を回してボトルをゆっくり傾けるようにすると、動作がコンパクトに収まって上品に見えるうえ、中身が勢いよく出て周りを汚してしまうこともありません。

乾杯する

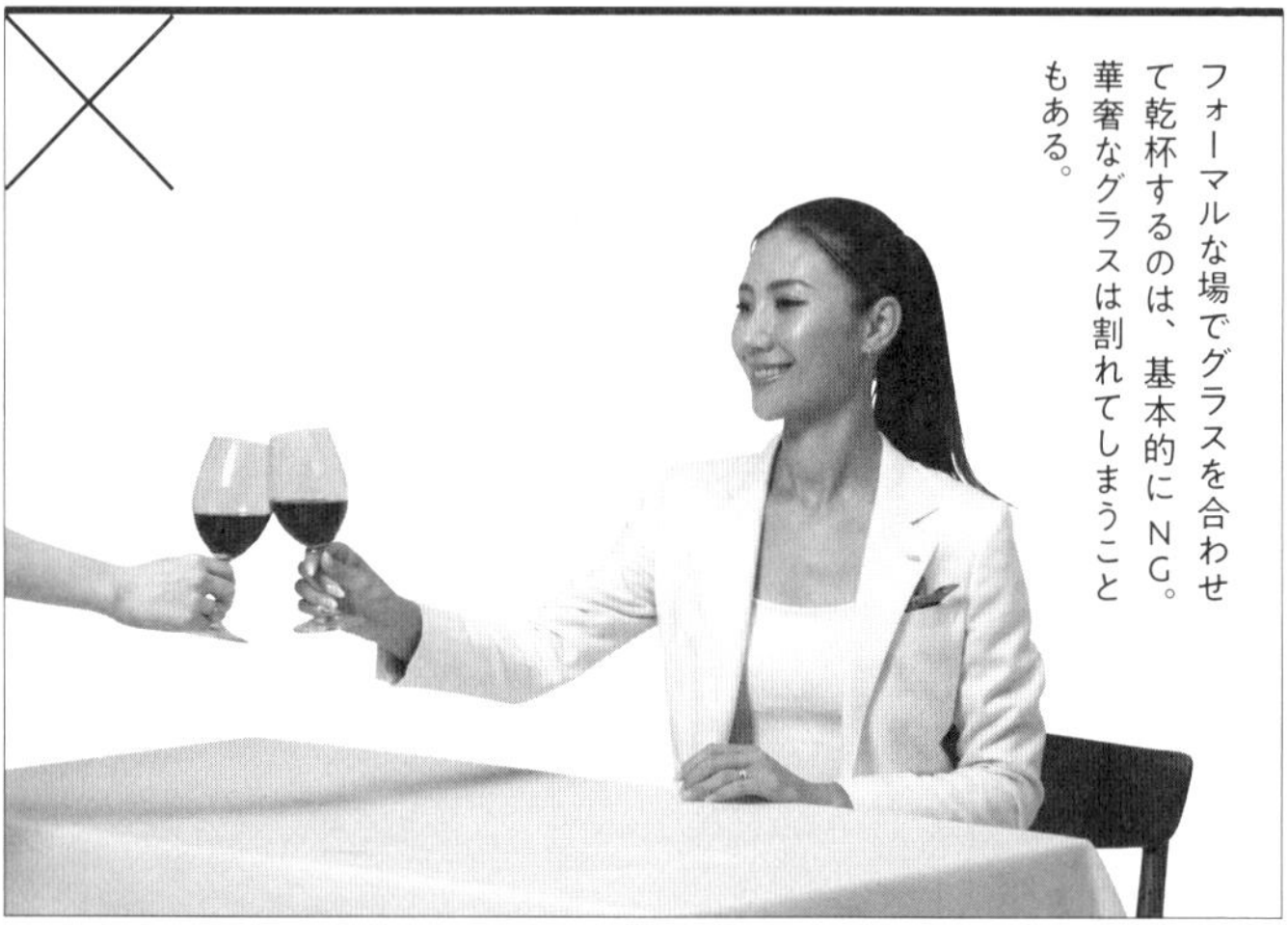
フォーマルな場でグラスを合わせて乾杯するのは、基本的にNG。華奢なグラスは割れてしまうこともある。

グラスはぶつけない

どういう乾杯の仕方が美しく見えるのかは、シチュエーションやグラスの種類によっても違います。

たとえば、フォーマルな場で華奢なグラスを持って乾杯するなら、胸から目線くらいの高さにグラスを掲げるだけにするのがよいでしょう。

でも、気のおけない仲間と居酒屋でビールのジョッキを持って乾杯するときまで、そんな風にする必要はないと私は思います。周囲の人は、なんとなく気まずくなってしまうでしょう。そういう思いをさせない気遣いをすることも、美し

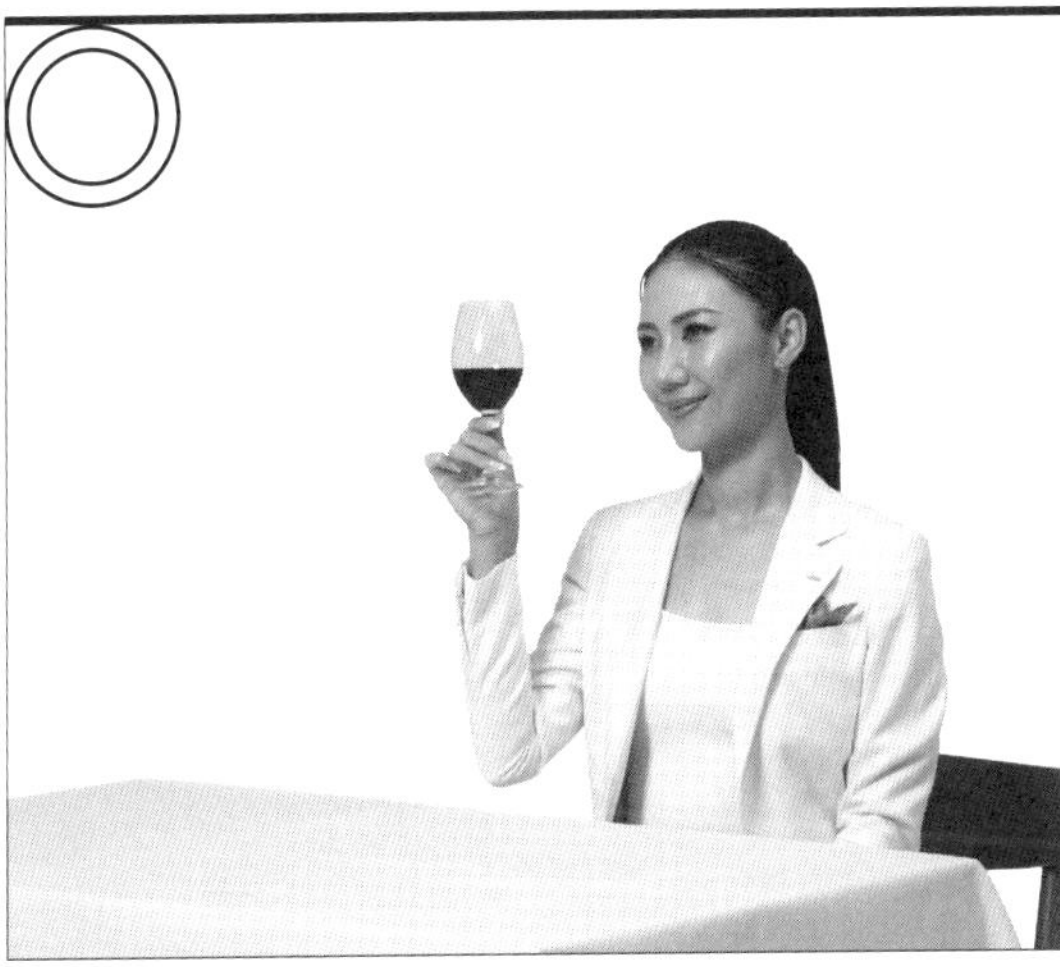

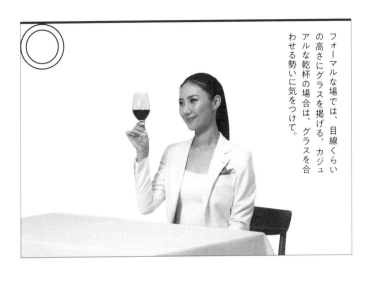

フォーマルな場では、目線くらいの高さにグラスを掲げる。カジュアルな乾杯の場合は、グラスを合わせる勢いに気をつけて。

い振る舞いのひとつだと思うのです。

カジュアルな乾杯なら、グラスを合わせる勢いにだけ注意しましょう。「ぶつける」のではなく「合わせる」ようにすればエレガントですし、割ったりこぼしたりしてしまう心配もありません。

カウンター席に座る

最初に座面に手を添えるとスマート

おしゃれなバーラウンジやカフェで、カウンターのハイチェアにどう座ったらよいか困ったことはありませんか？

座るときは、まずカウンターや背もたれなど、手をかけられそうな場所を探してみましょう。あればそこに手をかけるか、またはハイチェアの座面に片手を添えながら、フットレスト（左ページの写真の輪になっている部分）に足をかけてお尻をのせます。

座っている間は、足をブラブラさせない・脚を開かないのが鉄則です。足の置き方は椅子の高さに合わせて方を工夫しましょう。たとえば足が床に届く場合は片足を床に下ろし、もう片方の足をフットレストに乗せるようにすると、脚が長く美しく見えます。足が床に届かない場合は、両脚をそろえて届くところに置けばＯＫです。もちろん、骨盤を垂直に立てておくことも忘れないようにしてくださいね。

下りるときも、カウンターや座面に片手を添えながらゆっくり下りましょう。

×

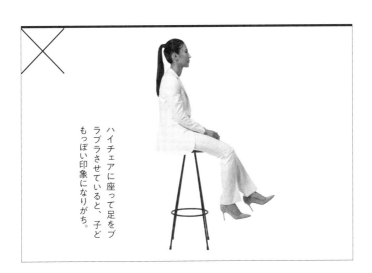

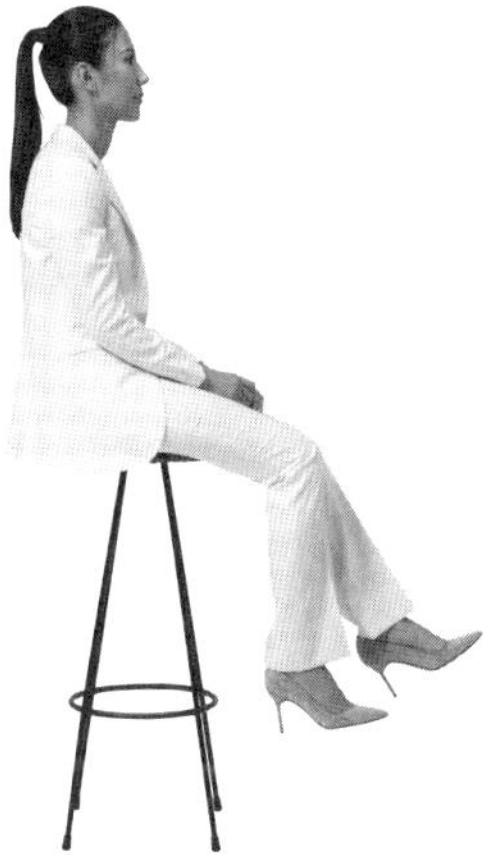

ハイチェアに座って足をブラブラさせていると、子どもっぽい印象になりがち。

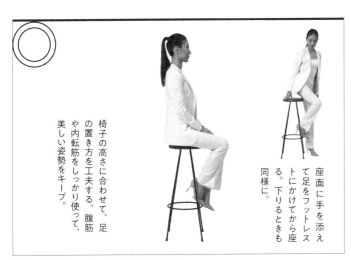

○

椅子の高さに合わせて、足の置き方を工夫する。腹筋や内転筋をしっかり使って、美しい姿勢をキープ。

座面に手を添えて足をフットレストにかけてから座る。下りるときも同様に。

車の乗り降り

頭ではなくお尻から乗る

ドライブに行ったりタクシーを利用したりするとき、這うようにしてゴソゴソと車に乗り込むのは避けたいもの。

セダンやスポーツカーのように車高が低い車の場合は、後ろ向きになってシートにお尻を預け、足は後から車内へ入れるようにするとスマートです。降りるときはドア側の足を先に出し、頭をぶつけないようにゆっくり立ち上がります。

ミニバンのように車高が高い車の場合は、ドア近くに付いている手すりを活用しましょう。手すりを片手で握り、シートから遠いほうの足（自分の右手側にあるシートに座る場合は左足、左手側にあるシートに座る場合は右足）を先にステップに乗せて上がると、スムーズに座れます。降りるときも同じように、手すりを握って出口から遠いほうの足からステップに乗せ、ゆっくり降りましょう。

ちなみに手荷物は、車に乗る前にシートへ置くのがおすすめです。ポシェットのように小さなバッグでも、いったん下ろしたほうが乗るときの邪魔になりません。

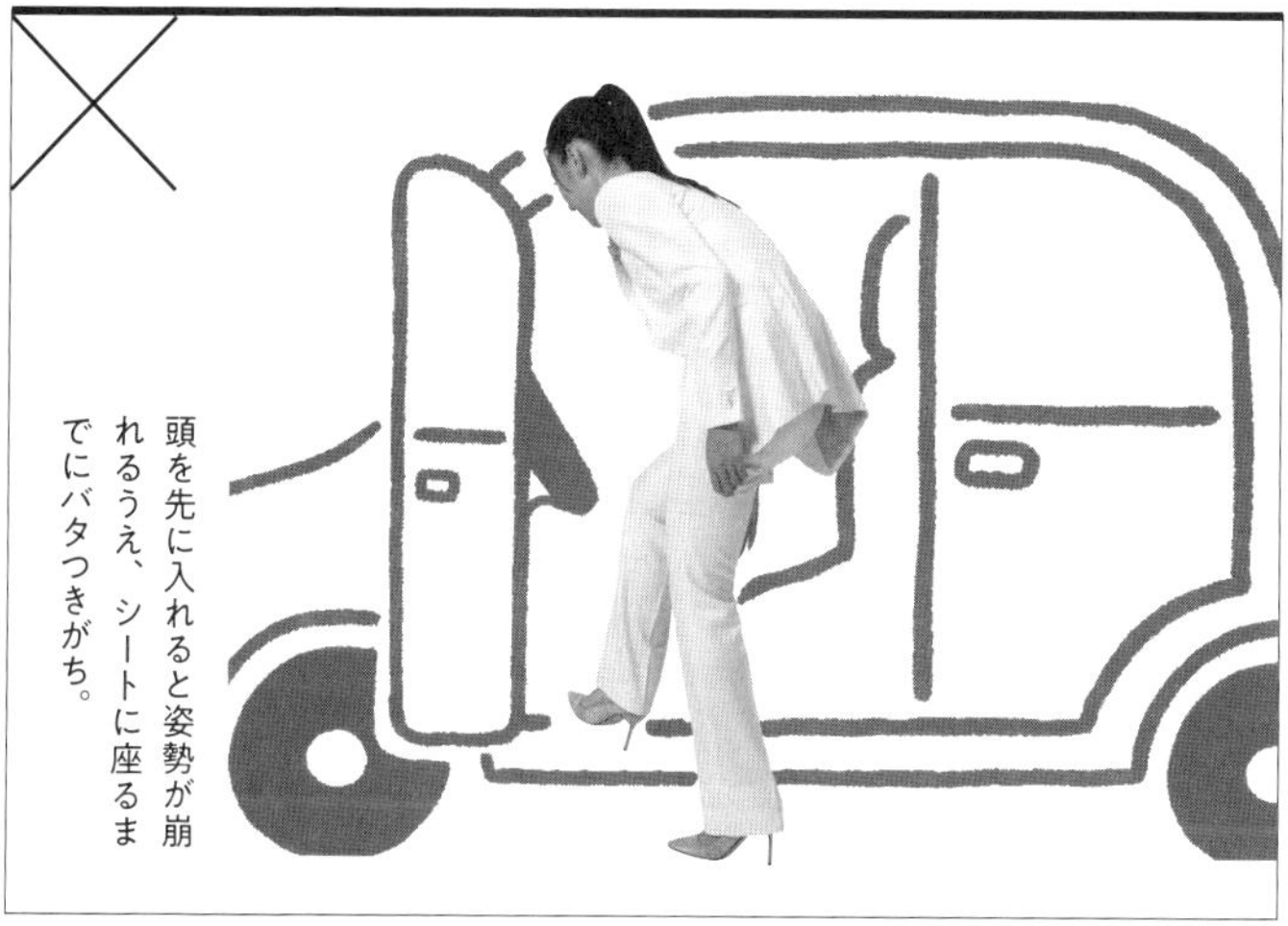

頭を先に入れると姿勢が崩れるうえ、シートに座るまでにバタつきがち。

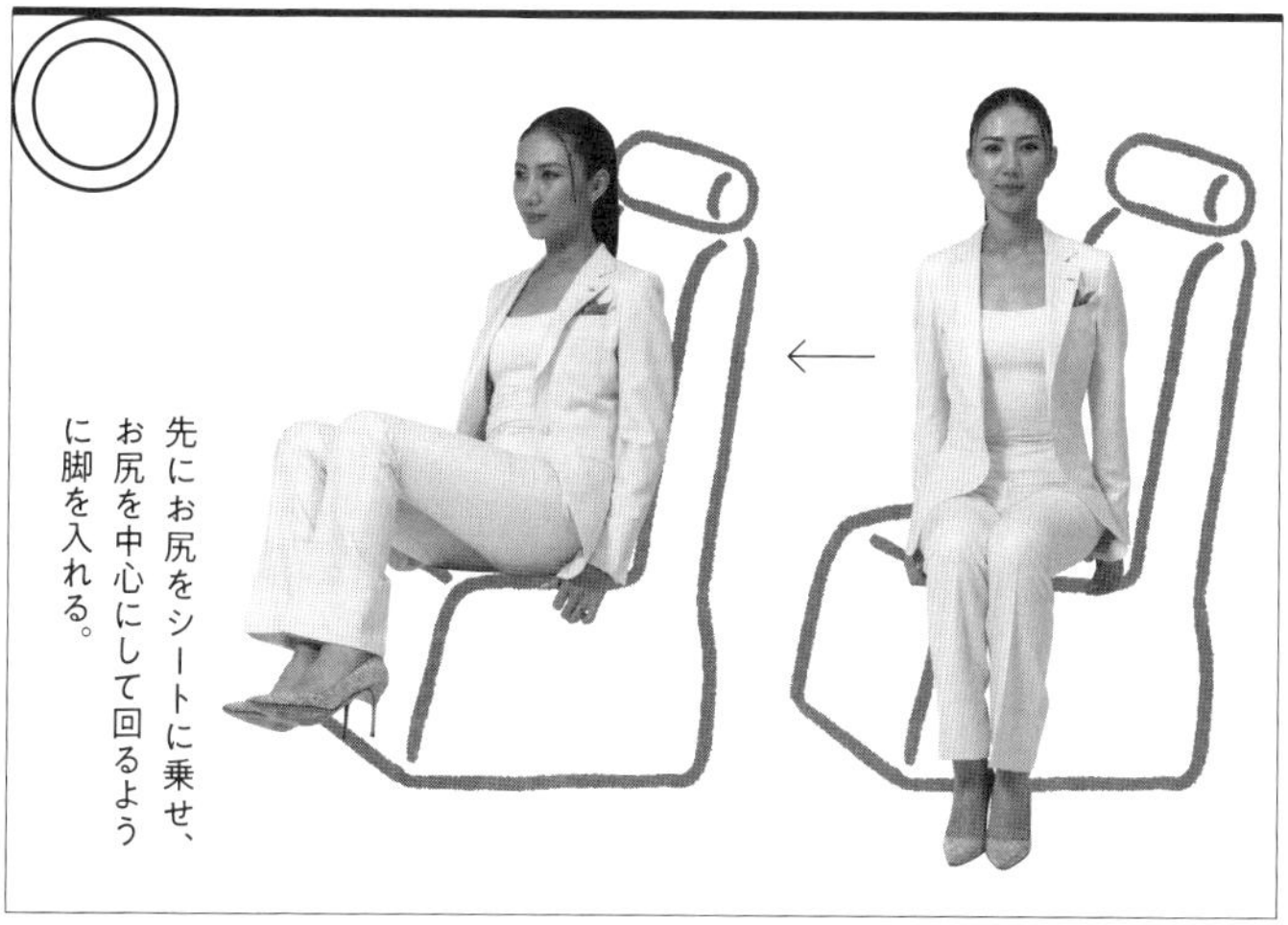

先にお尻をシートに乗せ、お尻を中心にして回るように脚を入れる。

靴紐を結ぶ

腰の高さで印象がまったく違う

路上で靴紐がほどけてしまい、どこでどうやって結べばよいか困ったことはありませんか？

「座る椅子もバッグを置く場所もないから手早く済まそう」と腰を上げたまま結ぼうとすると、肩や肘からバッグがずり落ち、かえって手間取ってしまいがちです。

そんなときこそ、急がば回れ。靴紐がほどけたほうの足を一歩前に出し、ちゃんと屈んでから結び直しましょう。

ショルダーバッグは背中のほうへ回し、ハンドバッグならお腹と太ももの間で挟むようにすれば、落ち着いて結べるので所作がより美しく見えますよ。

✕

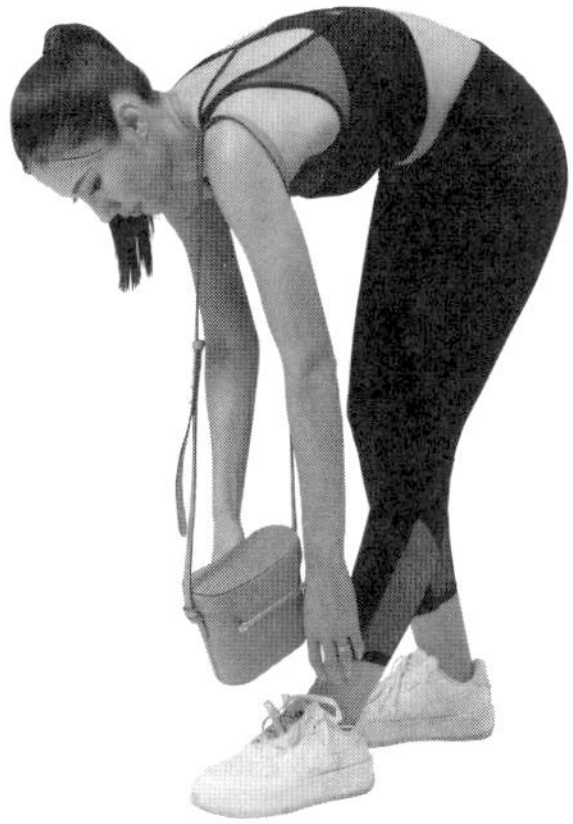

腰を上げたまま靴紐を結ぼうとするとバッグが邪魔になる。

◎

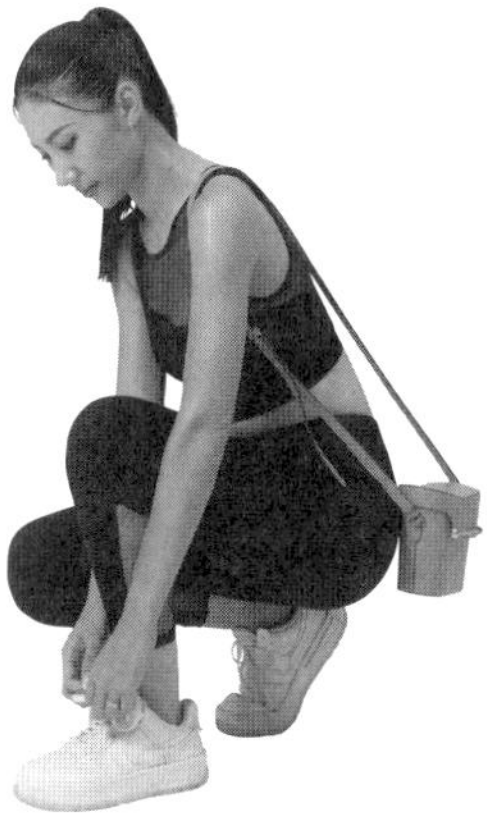

屈んでバッグは後ろへ回し、落ち着いて紐を結ぶ。

拍手する

指先をそろえ、胸の高さから送る

結婚披露宴や観劇などドレスアップして出かける場では、拍手も美しく送れると素敵です。

顔の前で両手をパチパチ叩くと、幼稚に見えてしまいがち。拍手をする手の高さは、胸元くらいがベストです。そして両手を合わせる位置を少しずらし、「片手のひらをもう片方の四本指で打つ」ようにすると、エレガントな拍手になります。

また、拍手は音で思いを表現するものですが、音のボリュームは場に応じて適宜調整するとスマートです。

×

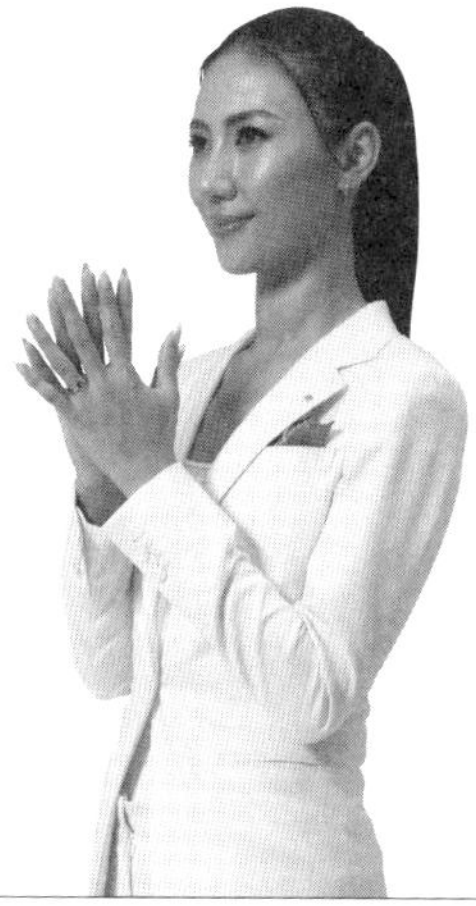

顔の前で手を叩くと子どもっぽく見える。

◎

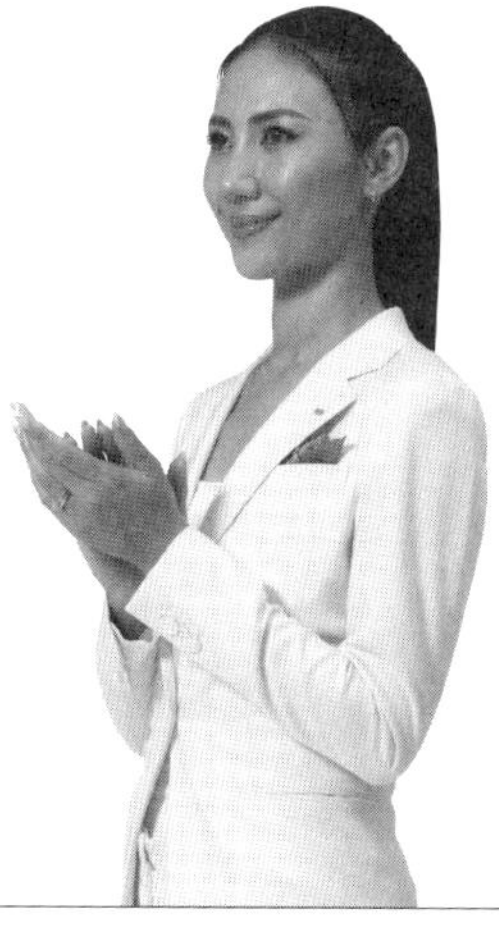

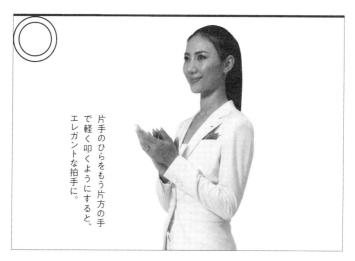

片手のひらをもう片方の手で軽く叩くようにすると、エレガントな拍手に。

写真を撮ってもらう

カラダは横に向け、肩だけを正面に向けるとスタイルアップ

人が集まる場では、記念に写真を撮ることもよくありますね。でも、どうすれば自分が素敵に写るか、ちゃんと研究している方は意外に少ないようです。「だって、芸能人でもないし……」なんて思わずに、美しい撮られ方をマスターしてカメラ嫌いを卒業しましょう。美しい撮られ方のポイントは、2つあります。

Point 1 自分の「利き顔」を把握する

人の顔は完全に左右対称ではないので、「こちらから見たほうが素敵かも」と思える利き顔が誰でも必ずあります。自撮りや他撮りで左右から撮ったり、三面鏡を見たりして（詳しくは154ページ）、自分の利き顔を研究してみましょう。目の大きさや眉の形など、少しの違いで印象は意外なほど変わります。

カメラを向けられたら顔を少し傾け、利き顔のほうを見せるようにすれば、納得のいく写りになるはずです。また、顔を傾けることで首も長く見せられます。

Point 2 角度をつける

「カメラに対して真正面を向くより、カラダを左右どちらかに振ったほうが細く見える」というテクニックは、すでにご存じの方も多いかもしれません。

カラダを左右どちらに振るかは、利き顔の方向に合わせて決めます。ポイントは、カラダを横に向けてから肩だけを正面に向けること。こうすると、ウエストのくびれが際立ちます。

さらに、立っているときならかかとを少し浮かせると、よりスタイルアップして見えるのでおすすめです。

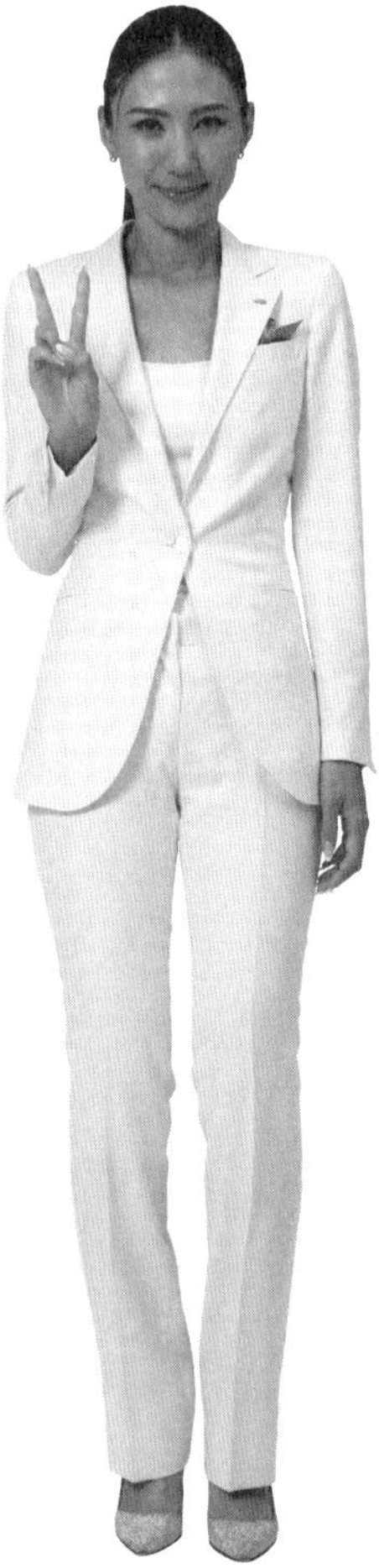

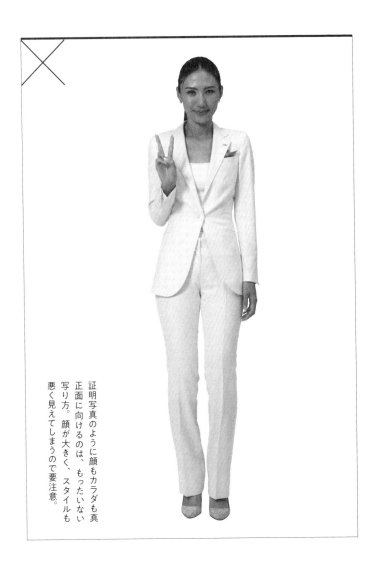

証明写真のように顔もカラダも真正面に向けるのは、もったいない写り方。顔が大きく、スタイルも悪く見えてしまうので要注意。

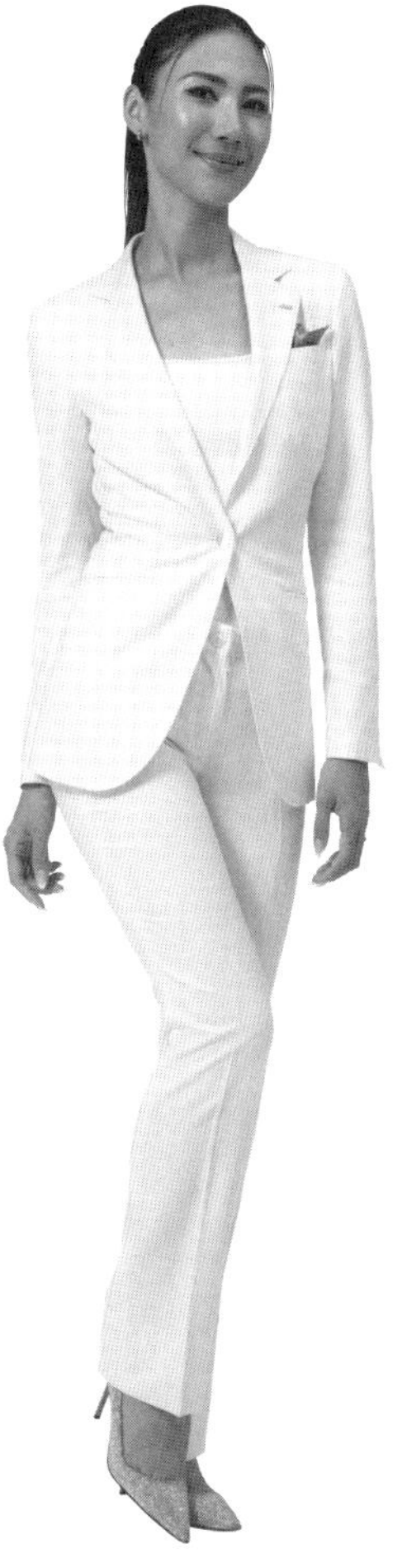

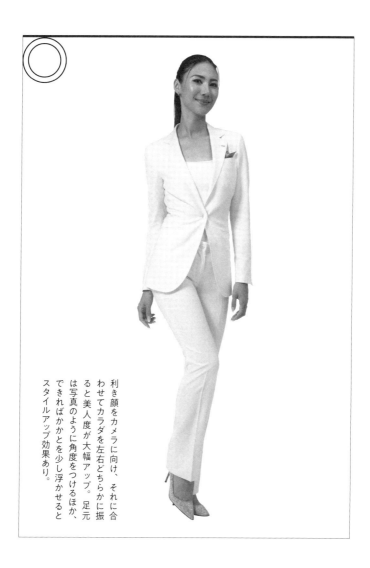

利き顔をカメラに向け、それに合わせてカラダを左右どちらかに振ると美人度が大幅アップ。足元は写真のように角度をつけるほか、できればかかとを少し浮かせるとスタイルアップ効果あり。

Lesson

5

【補講】
美しさを持続可能にする
+ α Tips

姿勢・振る舞いの美しさを
持続可能にするために、
私が日頃から気をつけていること、
実際に使っているアイテムなどをご紹介します。

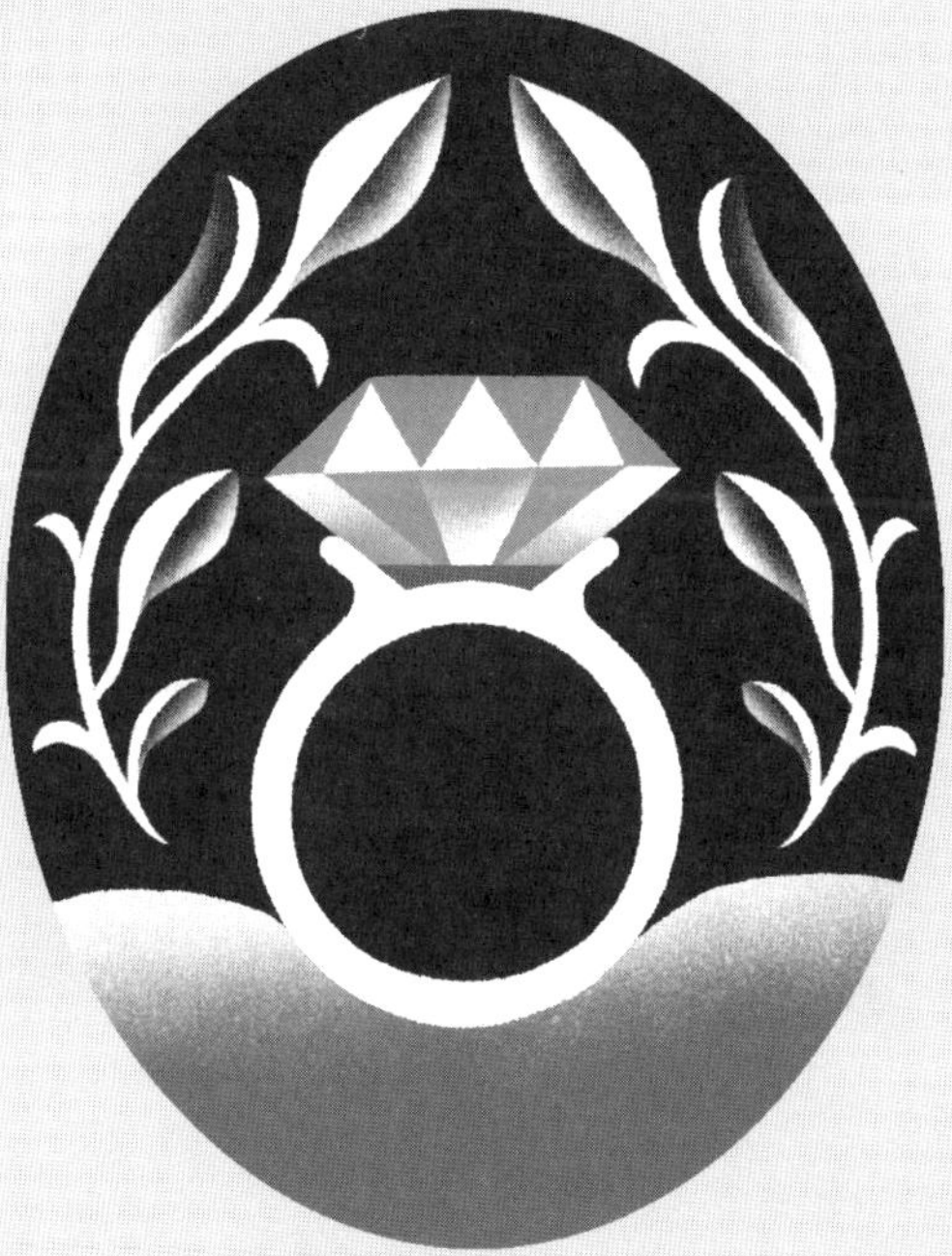

お金は「本質」にかける

情報社会の現代では、美に関する情報もありとあらゆるところから流れ込んできます。「このファッションがトレンド」「このコスメがマストバイ」「あのインフルエンサーのおすすめ」……。

こうしたなかで私たちに求められるのは「本質を見極めて選択すること」です。表面的なことに振り回されず、ものごとの内側を深く見つめて、本当に大切で根本的なことを選び取る必要があるのです。

たとえば、食べ物はカラダを育むものです。大量生産品のほうが安く手に入りますが、カラダのことを考えれば、やはり質のよいものを見極めて選ぶべきでしょう。その分お金はかかりますが、**本質的な価値に対して支払うお金は将来への「投資」になります**。

スキンケアや美容医療も、「あの人が使っているから」「あの子もやっているから」

と安易に選択せず、原材料や成分、長期的な効果やメンテナンスの必要性、時代やトレンドが移り変わっても後悔しないかなど、一度立ち止まって考えてみましょう。

・この選択は本当に自分で見極めて選んだものか
・この選択がもたらす価値は持続可能か
・この選択は将来の健康のためにも最良か

どんなものでも、まずこれらのことを自分に問い直してみて、自らの責任で選択する。その選択の一つひとつが、あなたらしい美の土台をしっかりと固めていってくれるはずです。

美は「食」でつくられる

将来まで持続可能な本当の美しさを求めるなら、**投資すべきはファッションやコスメよりも「食」だ**と、私は思っています。

「カラダは食べたものでつくられる」とよくいわれる通り、食べることは本質的な美につながっているからです。ファッションやコスメはカラダの表面を飾ってくれますが、カラダを維持する筋肉や骨をつくり出すことはできません。

ところが今の時代、きちんとした食事や栄養をとれている人は少ないそうです。**「やせている」と「美しい」は、必ずしも紐づいているものではありません。**食事をとらず、カラダに本来必要な筋肉を失ってまで体重を落とすことが、本当に美しいのかというと疑問です。人の美とは、そんな狭い基準だけで推し量られるものではなく、それこそ人数分の美があると私は思うのです。

自分らしい美のために、そして自分のカラダを大切にするために、「食べること」を今あらためて見直してみましょう。

Point 1

生鮮食品は専門店で

食べるものはカラダをつくるものですから、できれば質にこだわって選びたいもの。私のおすすめは、肉は精肉店、魚は鮮魚店、野菜は青果店というように、食材ごとの専門店で購入することです。

専門店には、プロが食材を扱っているという特長があります。たとえば、野菜のなかには少しぶつけただけでも傷んでしまうようなデリケートなものもありますが、専門店ならそうした知識を持ったプロが食材を管理・販売しているので、鮮度や質の面でいつも安心してお買い物ができるというわけです。

また、大好きなスイーツも、食べるなら食物繊維の多いものにする、安全性の高いオーガニック食品にこだわるなど、カラダのことを考えて選べば罪悪感も減らせます。

選ぶといっても、お金や手間をかけすぎると逆にストレスになってしまうので、自分の可能な範囲で十分。でも、店頭に並んでいる食材がどのように製造されたものか、なぜその値段なのかといったことを理解したうえで、自分にとってなるべくベストなものを選ぶことが、美の未来につながっていくと思います。

Point 2 美しい食べ方は健康にもいい

食で美を育むには、食べるものだけでなく「食べ方」も大切です。

Lesson4では食事中の振る舞いについてもご紹介しましたが、美しい食べ方は、実は健康にも結びついているのです。

たとえば、**猫背になったり肘をついたりとよくない姿勢で食事をすると、「胃を圧迫して消化を妨げる」「食べたものが食道から胃へ届くのが遅れて、満腹中枢を鈍らせる」といった悪影響が起こります。**

また、早食いも同じです。満腹中枢が「満腹です」というサインを出すにはある程度時間がかかるので、早食いをすると必要以上に食べすぎてしまいます。

食べるときも、動作はゆっくり、ていねいに。食事の度に「美しく食べよう」と意識すれば、自然と姿勢が整いますし、食べるスピードも落ち着くはずです。

さらに、噛みやすい側ばかりで噛まず、左右でバランスよく噛むことも意識すると、顔の歪みも防げます。

Point 3 今のカラダの栄養状態を把握する

現代は食べ物が豊かにあふれているにもかかわらず、栄養不足に陥っている人が多いといいます。食生活を見直して、カラダを本気で改善したいと思ったら、今のカラダの栄養状態や足りていない栄養素について調べてみることもおすすめです。

一般的な調べ方は、クリニックでの血液検査です。カラダの栄養状態が客観的にわかるほか、適切なサプリメントを処方してもらうこともできます。

真の自分と向き合う三面鏡のススメ

美を目指す人にとって、「自分に向き合う」という取り組みは決して欠かせないことです。今の自分から目を背けていたら、「どうすればもっときれいに見えるのか」という改善点には気づけないからです。

Ｌｅｓｓｏｎ１でもお話ししたように、かつての私は鏡が嫌いでした。きれいになることを求めながらも、きれいではない自分が許せないから鏡を見たくない……。そんな、矛盾した状態がずっと続いていたのです。

でも、そんな私に自信を持たせてくれたのが「ミス・ユニバース」への出場であり、その後さらに自分を変える後押しになったのが『バチェラー・ジャパン』への参加でした。

『バチェラー・ジャパン』には、周囲のすすめでオーディションを受けたところ思いがけず参加させていただくことになったのですが、この番組はよく知られている通り、台本のない「リアリティ番組」です。リアリティ番組に出るということは、ありのままの自分を人前にさらけ出すことにほかなりません。顔やスタイルといった容姿はもちろん、何かに直面したときのリアクション、口にする言葉、考えや感情など、自分のほぼすべてが画面に映し出されます。

そんな特殊な環境下で撮影が進んでいくなかで、「仕方ない。これが私なんだ」とありのままの自分を受け入れたことで、私はようやく自分にちゃんと向き合うことができるようになったのです。

三面鏡を使い始めたのはその頃からでした。

人は自分の顔をどういう角度から見ているのか、どうすればきれいに見えるのかということを、ちゃんと鏡を見て研究しなければいけないと思ったからです。

「私は今まで、自分の横顔を全然見ていなかった」

「メイクは、ちゃんと明るい所でしないときれいに仕上がらないんだ」

というように、自分で見て、自分で理解して直していくことで、私はようやく自分自身を知ったような思いがしました。

こうやって見て直せばよいだけのことだったのに、ずっと自分から目を背け続けていた私は、なんてもったいないことをしていたんだろう！と、心底思ったのです。

きれいになる、そして美を持続していくには、この「向き合って改善する」というプロセスの繰り返ししかありません。

鏡を見るほかにも、カラダに直接触れてみたり、ときには整体やクリニックで本格的なカラダの見直しを行ったりすることも大切です。

人は誰しも年齢を重ねていくものですが、その度にきれいになっていくことができれば素敵ですよね。遠い理想のように感じられるかもしれませんが、いつでも自分のことを自分が一番よく見てあげるようにしていれば、そんな美もきっとかなうと私は思っています。

私が使用しているおすすめ美アイテム

ここからは、私が日頃使用している、「美アイテム」たちをご紹介していきます。含まれている美容成分や添加物を確認するのはもちろんのこと、作り手の想いやこだわりまで理解したうえで、自信を持って心からおすすめできるアイテムだけをそろえました。

サロン専売品もありますが、いずれもネットで購入できるので、ぜひ参考にしてみてください。

スキンケア・ヘアケア編

CNP Pブースター

顔を洗って最初につける導入化粧水です。とろみのあるテクスチャーで肌につけやすく、その後に使うアイテムの肌なじみをスムーズにしてくれます。私の普

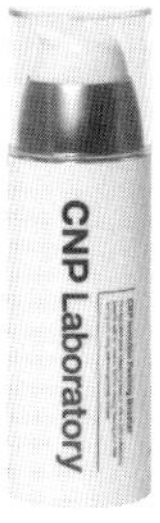

¥3,410（100ml）／
CNP Laboratory

※商品の価格はすべて税込表記です。

段のスキンケアは、この導入化粧水の後に化粧水、パック、もう一度化粧水、最後に美容ゲルで蓋をするのがルーティン。とにかく保湿重視でケアをしています。

水溶性プラセンタエキス原液

季節の変わり目や生理前など、肌のゆらぎが気になるときに欠かせないプラセンタ美容液。洗顔直後、いつもの導入化粧水の前に使うのですが、肌に乗せると一瞬でなくなってしまうほどのなじみのよさ！　開封後は冷蔵庫での保存が必要ですが、それは添加物も最小限だから。ほかにない手応えと品質に惹かれて、もう3年も愛用している私的ベストコスメです。

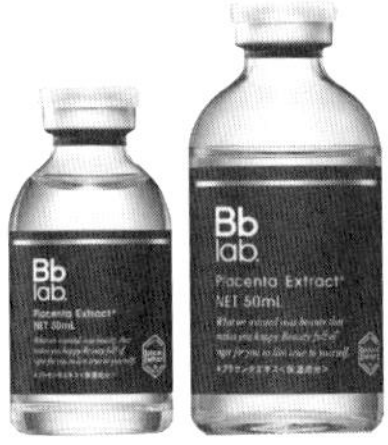

¥9,900（左：30ml）、¥14,850（右：50ml）/ビービーラボ

毛穴撫子 お米のマスク
BーSUフェイスマスク

毎日使いやすい価格帯のパックを探してたどり着いたのが、毛穴撫子 お米のマス

ク。美容液をたっぷり含んだ、厚手のシートの使い心地がお気に入りです。

ＢＩ-ＳＵフェイスマスクは、撮影やイベント前のスペシャルケアに。顔全体を包み込める大きめサイズのシートに、天然アナツバメの巣エキスをはじめ、50種類以上の美容成分が配合されている贅沢なパックです。

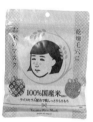

¥715（10枚入り）/石澤研究所

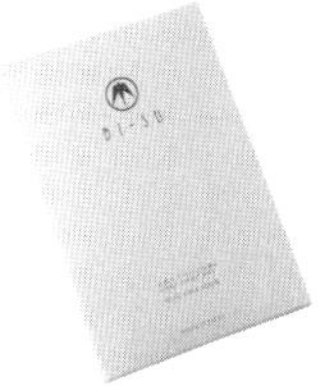

¥5,810（4枚入り）/BI-SU

インフィニータEXゲルプラス

お世話になっているエステサロンの専売品で、スキンケアの最後に使う美容ゲル。配合されているプラチナナノコロイド（プラチナを微細化したもの）は、保湿とハリケアに高い効果があるそう。クリームのようにリッチな使い心地で、肌も心も満たされます。

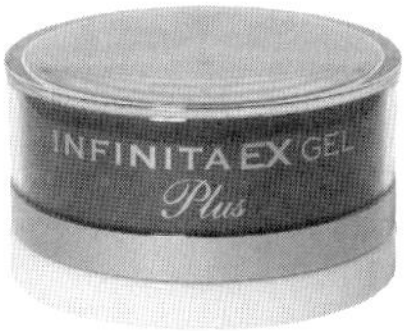

¥15,125（40g）/トリプルサン

セレクトリペアミルク

美容室で気に入って購入しているヘアミルク。インバス・アウトバス兼用タイプなので、好みに合わせた使い方ができます。癒やされるフローラル系の香りで、しっとり柔らかな手触りの髪に。

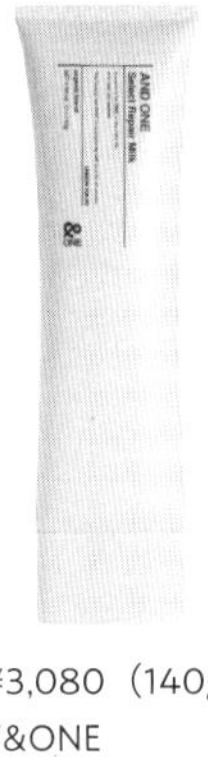

¥3,080（140g）/&ONE

インナーケア編

BI-SUエキスゼリースティック（白：パイン、赤：クランベリー）

「シアル酸」という希少成分を豊富に含む、ツバメの巣のゼリースティック。ブランドの社長自らボルネオ島で天然のアナツバメの巣を採取しているというこだわりと、

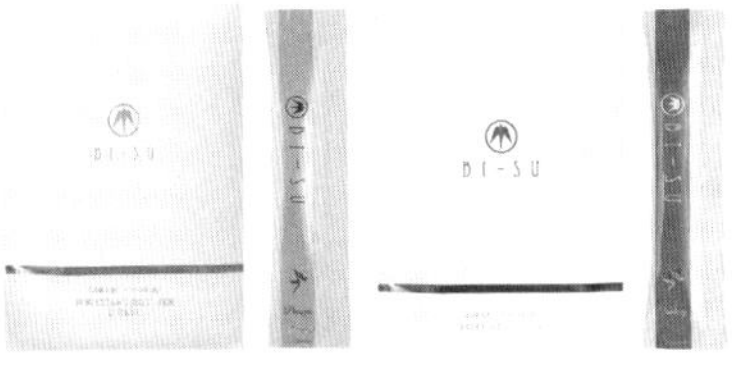

¥3,402（左：パイン）、¥3,780（右：クランベリー）ともに12g×7本入り/BI-SU

シアル酸の優れた美容・健康効果に惹かれて、1年近く愛用中です。ハードスケジュールを乗り切るためのお守りとして寝る前にいただくほか、特に忙しいときは朝にもプラスします。

デルミライト

お世話になっているエステサロンの専売品で、「カバノアナタケ」という希少なキノコの飲料です。味はかなり苦いのですが、高い抗酸化作用が期待できるそう。個人的には老廃物を排出するデトックス効果も感じていて、これを飲むとマッサージを受けたときの痛みが緩和されます。むくみ、凝りなど「詰まっている」感じが気になるときは、積極的にいただいています。

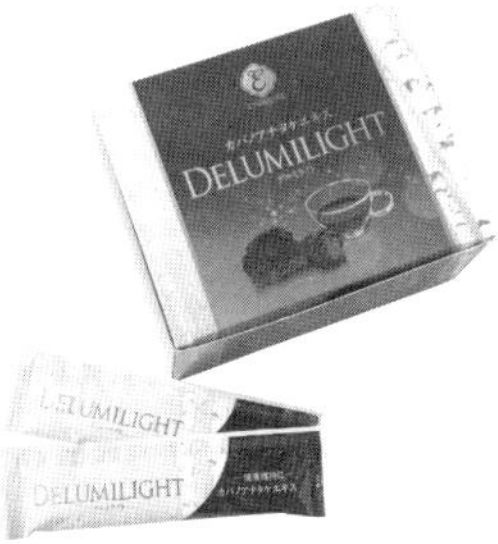

¥10,800（20ml×30包）/
トリプルサン

黄金のコラーゲン

こちらも同じサロンの専売品で、カラダを温めるショウガ入りの高分子コラーゲンです。体内のコラーゲンは年々減っていくものなので、そろそろ補給が必要かも……と飲み始めたのですが、今は20代の頃よりお肌の調子がいい感じ。商品開発に携わっているスタッフの方々も本当に肌がおきれいなので、これは間違いない！と思っているアイテムです。

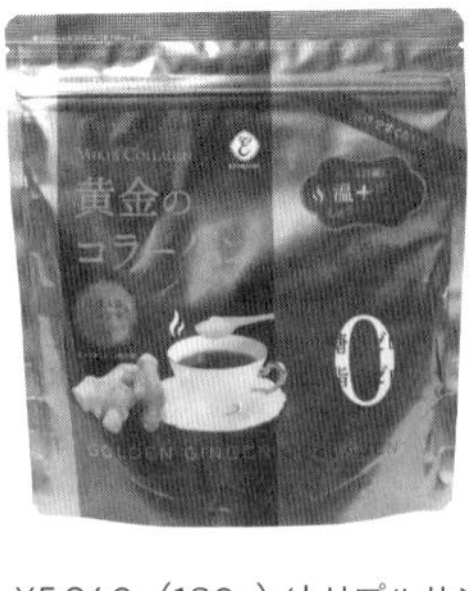

¥5,940（180g）/トリプルサン

カラダケア編

コア フォームローラー ミニ

全身の筋肉をほぐすことの大切さを実感している今、フォームローラーはマストアイテム。「朝＝一日を始める前にほぐす」「夜＝ほぐしてから一日を終える」というように、1日2回使うのが最近の習慣になっています。

フォームローラーにはいろいろな種類がありますが、私が使っているこちらは、カラダへの当たりが柔らかめのタイプ。初心者の方や、痛みを感じやすい方にもおすすめです。91〜93ページでほぐし方をご紹介していますので、参考にしてみてください。

ゴルフボール

バランスを保って立ったり歩いたりするには、足の裏の筋肉が欠かせません。そこで続けているのが、パーソナルトレーニングに通っていた頃にすすめられたゴルフボールでのケア。87ページでもご紹介したように、床に置いたゴルフボールを足の裏でコロコロ転がしてほぐします。おすすめは入浴後ですが、私はタイミングを問わず気づいたときに行っています。

※注意　滑ってケガをしないよう、椅子に座った状態で行うか、立っているときは手すりなどにつかまって行うようにしましょう。

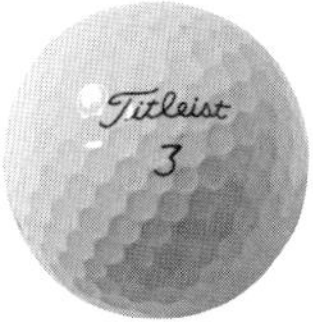

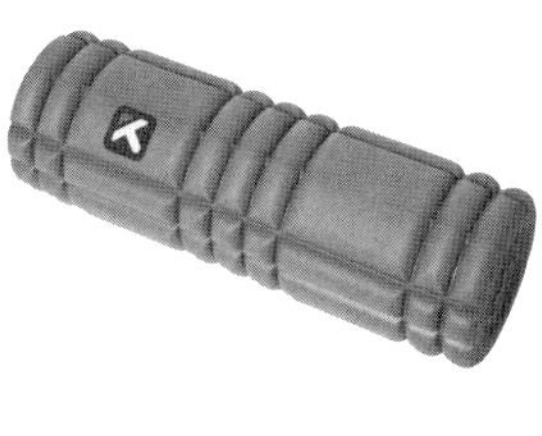

¥3,520/トリガーポイント™

おわりに

カラダは、一生涯使うもの。

だからこそ、カラダの正しい使い方について知っていただきたい。

そして、人生の時間を美しく豊かに過ごすために役立てていただきたいという思いでまとめたのが本書です。


私は小さな頃から美に憧れ、メイク、ネイル、エステ、ファッションなど、さまざまなジャンルを模索してきました。でも、何をしても納得がいかず「きれいな人と私は何が違うんだろう」と、ずっと考え、悩み続けていたのを覚えています。

その後、「ミス・ユニバース」への出場やさまざまな勉強を通して、カラダの使い方のことを知ったのですが、

「こんな大事なことがあるなら、もっと早く知りたかった！　どうして誰も教えてくれなかったの？」

と、心から思ったのです。

その思いに導かれるようにして、カラダの使い方をお伝えする側になった今は、まさに天職を得たような気持ちです。

日本武道では「心・技・体」をバランスよく磨くことが大切といわれますが、美にも同じことがいえます。

心……優しく強く、健康な心
技……カラダの使い方についての知識と習慣
体……カラダのもとになる食事

これらすべてが整ったとき、本当の美がつくられると私は思っています。

美の心・技・体は、相関関係にあります。
「技」を知っていても、それを実践するには「体」が整っていなければなりません。
「体」がバランスのよい食事で整うと、「心」もおだやかに整ってきます。
そして「心」が整っていてこそ、「技」に取り組む意欲も出てくるでしょう。

まるで鍛錬のようですが、本当の美とは、そうして自分を鍛え続けていく先に宿るものなのだと思います。簡単ではありませんが、だからこそ一生のものとして持続させていけるのです。

今と、未来の自分のために。
「持続可能な健康美」への取り組みを、これからもぜひ一緒に続けていきましょう。

二〇二三年十二月　野原 遥

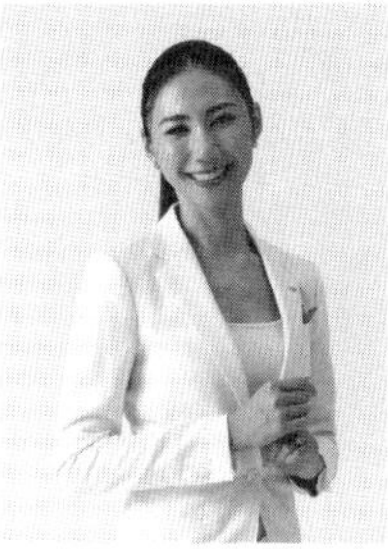

野原 遥　Haruka Nohara

株式会社 TheTRinity 代表。
2013年、自身が遭遇した事故による壮絶なリハビリを通して“カラダの使い方”の大切さを知る。その後、2016年 Miss Universe Japan ファイナリストとして日本大会へ出場し、“ウォーキング”、“姿勢”、“立ち居振る舞い”に出合ったことからカラダの使い方・表現の素晴らしさに気づく。人に与える印象や所作の美しさを求めて MIA（モデルインストラクター協会）認定講師資格を取得。プライベートレッスンや企業研修などを中心に、正しく美しい姿勢・ウォーキング・立ち居振る舞いのレクチャーを行っている。そして2022年5月には自身の結婚式を経て、結婚式やウエディングフォト撮影での新郎新婦の立ち居振る舞い・表現の知識に課題を感じ、現在はブライダルレッスンにも力を入れている。

Instagram：@noharu1021
X：@noharu_1021

STAFF

構成　植田裕子
デザイン　原てるみ〔mill〕
イラスト　杉山真依子
写真　甲斐寛代〔STUH〕
ヘアメイク　速水昭仁〔CHUUNi〕
校正　文字工房燦光
DTP　茂呂田 剛〔M & K〕

明日《あした》から美人《びじん》

2023年12月25日　初版発行

著者　野原 遥
発行者　菅沼博道
発行所　株式会社 CCCメディアハウス
〒141-8205　東京都品川区上大崎3丁目1番1号
電話　049-293-9553（販売）　03-5436-5735（編集）
http://books.cccmh.co.jp
印刷・製本　図書印刷株式会社

ISBN978-4-484-22113-7